OBSERVATIONS

PRATIQUES

SUR LA VERTU SPÉCIFIQUE

DE LA VACCINE

CONTRE LA PETITE - VÉROLE ;

Par CH.-IRÉNÉE JACQUIN, *Médecin du Roi, Docteur en médecine de la faculté de Montpellier ; Membre correspondant des Sociétés de médecine pratique de Montpellier, de Paris, de Marseille, etc. ; ancien Chirurgien interne de l'hôpital militaire et du grand hôtel-Dieu de Lyon ; ex-Chirurgien major du* 12.e *régiment de chasseurs ; Médecin des prisons de Valence et des infirmeries de la Miséricorde, etc. ;*

Imprimées ensuite de la délibération du Conseil général du département de la Drôme dans sa session de 1821, et de l'autorisation ministérielle du 25 janvier 1822.

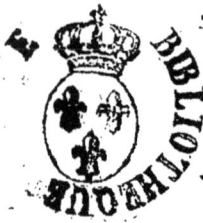

Dieu, en nous donnant le DUC DE BORDEAUX, a voulu qu'il fût sauvé de la petite-vérole par la vaccine : il le préservera de toute autre atteinte, pour le bonheur de la France.

VALENCE,

DE L'IMPRIMERIE DE JACQUES MONTAL, IMPRIMEUR DU ROI,

1822.

EXTRAIT

DES DÉLIBÉRATIONS

Du Conseil général du département de la Drôme, session de 1821.

VACCINE.

LE Rapport de M. le Préfet porte à 4,000 le nombre de vaccinations qui ont été opérées en 1820, et parmi les vaccinateurs qui s'y sont livrés avec le plus de zèle et de succès, M. le Préfet cite plus particulièrement MM. Cuchet, médecin à Montélimar; Gély, médecin au Buis; Jacquin, médecin à Valence, et Laval, ancien chirurgien major, à Saint-Jean-en-Royans.

M. le docteur JACQUIN a rédigé un mémoire qui a paru renfermer des observations intéressantes. Le Conseil estime

qu'il y a lieu de faire imprimer ce mémoire aux frais du département.

A Valence, le 24 août 1821,

Signés GAILHARD, *Président;*

HORTAL, *Secrétaire.*

A MESSIEURS LES MAIRES

ET LES CURÉS

MESSIEURS,

PERMETTEZ - MOI de vous présenter les remarques que j'ai faites sur la vertu spécifique de la Vaccine contre la petite vérole. On sait généralement combien cette maladie est funeste à l'humanité, et il est étonnant que les préjugés et la prévention aient empêché, surtout dans les campagnes, l'emploi du remède qui la combat si victorieusement. C'est dans l'espérance que vous voudrez bien publier la propriété de ce remède spécifique, et que vous travaillerez, de concert avec les Médecins vaccinateurs, à en faire connaître l'efficacité préservatrice, que je m'adresse particulièrement à vous, comme revêtus d'une qualité qui vous met, plus que tout autre, dans le cas de seconder les intentions bienfaisantes du Gouvernement pour la propagation de la Vaccine, et de faire

connaître à vos administrés et à vos conci-
toyens tout l'avantage de cette précieuse
découverte, si importante pour l'intérêt
public.

L'Ouvrage que j'ai l'honneur de vous présenter est le fruit de l'expérience, un recueil
de ce qu'une pratique de vingt ans m'a offert
de plus remarquable et de plus positif sur ce
sujet. Vous accueillerez mon travail, lorsque
vous saurez que l'amour de la vérité et
de mes semblables lui a donné le jour, et
lorsque vous y découvrirez, par des observations certaines, que la Vaccine n'est pas
seulement propre à préserver de la petite
vérole et de tous ses accidens, mais encore
à guérir un grand nombre d'autres affections,
celles, par exemple, qui proviennent d'un
vice de la lymphe, de la peau, etc.

J'ai l'honneur d'être avec la considération
la plus distinguée,

MESSIEURS;

Votre très-humble et très-
dévoué serviteur,

JACQUIN,
Médecin du Roi à Valence.

Valence, ce 30 septembre 1821.

AVERTISSEMENT.

PLUSIEURS raisons principales m'ont décidé à entreprendre l'Ouvrage que je présente aujourd'hui au Public : la première est le désir de faire connaître dans un plus grand jour la vertu préservatrice de la vaccine contre la plus cruelle des maladies qui affligent l'humanité, vertu qui a été démontrée et confirmée par un siècle d'expériences dans tous les genres, et en France depuis vingt années ; la seconde, qui m'a déterminé à quelques observations pratiques sur la nature et les effets de la vaccine sur le corps humain, c'est de la voir confondue avec d'autres affections qui lui ressemblent dans quelques-uns de ses symptômes. Mais ce qui lui est le plus contraire, et ce qui nuit le plus généralement à cette découverte, c'est que les pustules de la vérolette ressemblant très-souvent à celles de la petite vérole, cette maladie a été prise pour la première, qui s'est quelquefois montrée plus ou moins de temps après l'inoculation de la vaccine. Une autre et puissante raison qui n'a pas moins contribué à

cette entreprise , c'est l'insouciance et la plus
condamnable indifférence qu'a le peuple pour
ses plus chers intérêts ; car on ne peut disconvenir maintenant que la vaccine ne soit
une grande faveur du Ciel , pour le soulagement du genre humain.

Si je me permets de faire connaître aujour-
d'hui quelques observations pratiques , après
les précieux écrits qui ont été publiés sur la
vaccine, c'est plutôt pour développer les résultats de sa vertu salutaire , toute sa simplicité et la douceur de ses symptômes, que pour
dépeindre fidèlement tous les phénomènes qui
l'accompagnent et qui la font distinguer de
plusieurs affections avec lesquelles elle se
trouve trop souvent confondue dans le monde
à son préjudice ; car la vaccine est , sans
contredit, le seul remède préservatif connu
jusqu'à présent contre la petite vérole et tous
ses accidens. Mais , soit préjugé , soit ignorance , un grand nombre de chefs de famille
porte encore l'indifférence jusqu'à laisser dans
l'oubli l'usage de ce spécifique , surtout dans
les campagnes , où la prévention est si
grande qu'il a beaucoup de peine à s'y établir;
et cela est si vrai que si j'ai à me louer
des Maires de chaque commune , j'ai hau-

tement à me plaindre des pères et mères qui
ont leurs enfans à vacciner : les uns disent
qu'ils n'ont aucune confiance dans le remède
qu'on leur propose, parce qu'il ne purge
point assez, et peut laisser à leurs enfans le
germe des plus graves maladies ; d'autres
désirent consulter leurs parens, et le plus
souvent c'est une sorcière du voisinage ; un
plus petit nombre plus sensé, mais ignorant
encore la plupart des phénomènes des maladies, a remarqué que plusieurs enfans
avaient la petite vérole après avoir été vaccinés, quoique ce fût la vérolette. On pourra
s'apercevoir par le développement que je ferai
connaître, d'après toutes les expériences qui
ont été faites sur la vaccine, combien les raisons que chaque jour on fait valoir contre
sa vertu préservatrice, sont futiles et mal
fondées.

Pères et mères qui aimez vos enfans, l'espoir de votre vieillesse, je fais un appel à
votre cœur, au nom de l'attachement que vous
avez pour eux, et au nom encore de votre
religion ; ne différez pas plus long-temps de
leur faire ressentir les effets de la vaccine ;
profitez, pour les sauver de la plus cruelle
des maladies, d'un spécifique certain, dont

la vertu est à la connaissance de tous les
hommes éclairés , respectables par leurs ta‑
lens , leur rang , leur savoir , leur philantro‑
pie , et des magistrats sincèrement attachés
à l'intérêt public, qui , tous , s'unissant de zèle
et d'intention , cherchent, avec les Médecins
vaccinateurs, le moyen d'éloigner pour jamais
du territoire français la plus grave comme
la plus meurtrière des maladies.

J'ai divisé mon Ouvrage en trois parties :
dans la première , je cherche à faire connaî‑
tre la différence qui existe entre les symptômes
de la vaccine et ceux de la variole , et entre
ceux de cette dernière et les symptômes de
la varicelle ou petite vérole volante ; dans la
seconde , j'examine les phénomènes qui dis‑
tinguent la véritable vaccine de celle qui est
fausse ou éphémère , ainsi que les cures que
la vaccine opère sur quelques affections par‑
ticulières ; dans la troisième et dernière
partie , j'entre dans quelques considérations
générales touchant cette précieuse découverte,
et je termine par quelques réflexions et obser‑
vations thérapeutiques propres à l'antidote
dont je m'occupe.

INTRODUCTION.

« U NE maladie terrible, l'effroi des familles
et le fléau de là population (*), menaçait les
jours de l'enfance; elle ne respectait ni l'âge
mûr, ni même la vieillesse ; si elle épar-
gnait quelquefois ses victimes , c'était pour les
condamner à porter, souvent toute leur vie,
les tristes marques de ses ravages et de sa
cruauté : des épidémies meurtrières se décla-
raient presque périodiquement ; et les mères
tremblantes, incertaines si elles devaient dési-
rer ou redouter une si funeste épreuve , ne
comptaient leurs espérances pour l'avenir que
du moment où elle était passée pour elles.
Mais par quels sacrifices ne fallait-il pas souvent acheter cette triste sécurité ! et combien
de fois leur tendresse les surprenait - elle
même détournant leurs yeux de ces traits si
chéris, et devenus si méconnaissables !

» La Providence , Messieurs, qui, dans
ses décrets justes, quoique souvent sévères,

(*) Discours de M. le Conseiller d'État comte Chabrol
de Crouzol.

ne nous a départi qu'une somme de maux,
nous devait sans doute quelques dédommage-
mens pour cette foule de maladies nouvelles,
dont le désordre des mœurs ou de l'imagina-
tion a accablé l'espèce humaine ; elle a produit un de ces hommes bienfaisans, auxquels
il est donné de marquer leur carrière par
quelque chose de grand et d'utile ; et comme
elle agit toujours par des voies simples, parce
que toutes sont également à sa disposition,
c'est par la découverte la plus simple qu'elle
a voulu créer les plus grands résultats.

» Que ce soit, Messieurs, à l'observation,
que ce soit au hasard, que soit dûe la précieuse
découverte de la vaccine, jouissons de ses
bienfaits sans en scruter l'origine ou les causes ; mais offrons le tribut d'une éternelle
reconnaissance à celui à qui l'antiquité eût
élevé des autels. La voix de tant d'enfans qui
lui doivent la vie, de tant de mères qui le
bénissent, de tant d'États qui jouissent de ses
bienfaits, a été sans doute un hommage plus
doux au cœur d'un homme de bien, que tout
ce que la puissance eût pu accorder de riches-
ses, ou la superstition d'hommages ou d'adu-
lations.

» Il est arrivé trop souvent, Messieurs,

que de pareils hommes n'ont trouvé que des ingrats, et que la prévention et les préjugés ont lutté malheureusement avec succès contre d'utiles vérités, sans autre motif que leur nouveauté ; l'histoire des siècles nous en présente beaucoup d'exemples. Que ce soit donc l'éloge du nôtre d'avoir réparé les torts de ceux qui l'ont précédé, et d'avoir saisi, dès le premier instant, sous son véritable jour, une découverte qui forme une époque si remarquable dans la statistique des peuples.

» En vain quelques intérêts inquiets, ou quelques préjugés alarmés, faisaient entendre leurs voix ; elle ne tarda pas à être accueillie par un concert général d'acclamations, et ses adversaires eux-mêmes s'empressèrent de lui rendre hommage. Tout ce que l'on comptait d'hommes distingués dans cette école, si distinguée elle-même parmi toutes les écoles savantes, s'empressa d'exploiter, au profit de l'humanité, une découverte si importante ; et des hommes que leurs noms et leurs dignités semblaient appeler à d'autres soins, voulurent s'associer à eux, et partager avec eux la gloire de se rendre utiles. Je n'ai pas besoin de rappeler leurs noms, la reconnaissance publique les a déjà signalés : puisqu'ils ont droit à mes remerciemens, ils n'ont pas besoin de mes éloges.

» Les vingt années qui se sont écoulées depuis que les heureux essais du docteur Jenner ont été introduits en France, ont vu successivement se propager et s'accroître les bienfaits de la vaccine : le principe de son caractère préservatif a été répandu par une suite d'observations qui ne laissent plus aucun doute ni aucune incertitude. Ces observations faites avec un si grand soin sur de premières expériences, ont été répétées avec le même soin sur cette foule immense d'individus dont le nombre s'élève déjà à plusieurs millions. Dans ce nombre à peine compte-t-on quelques-unes de ces observations dont la nature n'est jamais exempte, même dans les opérations qu'elle semble seule diriger et conduire, qui n'aient pas eu des effets bienfaisans. C'est donc en faveur de la plus utile vérité que se réunissent les plus grands élémens de certitude, et ce n'est plus l'ignorance ou les préjugés, c'est l'insouciance seule que nous avons à combattre.

» C'est contre cet ennemi, Messieurs, mais contre cet ennemi seul que nous devons réunir tous nos efforts ; c'est contre lui que nous appellerons et les soins des autorités et les exhortations des Ministres de la religion, et la tendresse comme les devoirs des parens. Encore quelques années, et le nom d'une des plus terribles maladies qui aient jamais affligé l'espèce humaine, ne subsistera plus que dans nos livres; j'en ai pour garant le dévouement de cette Société d'hommes animés du désir du bien, qui s'y livrent avec tant de zèle, et de ses utiles coopérateurs, qui, de toutes les parties de la France, correspondent avec eux. Si des circonstances malheureuses ont retardé, dans le cours de 1815, le développement d'une méthode si salutaire, l'année qui l'a suivi nous présente des résultats plus heureux. Dans septante-un départemens, dont les états sont arrivés au ministère, le nombre des vaccinations s'est élevé à 431,648. Celui des individus atteints de la petite vérole a été de 24,615, sur lesquels 2,463 sont morts, et 2,462 ont été défigurés, ce qui établit une proportion de victimes d'environ un cinquième.

» Dans le cours de l'année 1815 le nombre des vaccinations ne s'était élevé, dans septante-six départemens, qu'à 260,000, et celui des individus affectés de la petite vérole à 37,073.

» Que n'avons-nous pas à espérer, Messieurs, d'une progression aussi considérable ? et avec quel intérêt ne verrons - nous pas distribuer dans cette occasion solennelle, et sous les yeux de personnes si distinguées par leurs talens, leurs lumières et leurs dignités, des palmes qui sont tout à la fois une récompense pour les uns, et un utile encouragement pour les autres ? »

Ce fut avec cette manière franche, vraie et énergique que M. le Conseiller d'État comte Chabrol de Crouzol ouvrit la séance générale de la Société centrale de vaccine, à la Société de médecine de Paris, le 5 mars 1818, et qu'il fit connaître, non-seulement l'indifférence et les préjugés des parens pour la vaccination de leurs enfans, mais cette apathique insouciance envers leurs plus chers intérêts, et qu'il regarde, avec raison, comme l'ennemi le plus difficile à combattre.

Mais il est clairement démontré aujourd'hui que de toutes les découvertes qui ont été faites jusqu'à présent en faveur de l'espèce humaine, la plus utile et la plus salutaire est, sans contredit, celle de la vaccine; elle n'a pas seulement pour avantage de pré-

server du fléau le plus grand, le plus fâcheux
et le plus destructeur, mais de prévenir, par
sa nature simple et sans accidens consécutifs,
toutes les infirmités que procure la petite
vérole, comme également celles qui résultent de son inoculation, qui n'est qu'une mo-
dification de la même maladie, et qui n'en a
pas moins tous les inconvéniens. Dans la vaccine, tout est simple et bon dans tous les
élémens qui la constituent, et ses suites ne
développent jamais aucun accident comme
dans la variole. Ce que j'avance de l'inoculation de la vaccine pour préserver de la petite
vérole, est d'ailleurs démontré par le temps
et les expériences pour et contre, non-seulement en France, mais dans les pays étrangers. Il n'y a donc maintenant, dans l'exercice de cette pratique salutaire, que les préjugés ou l'ignorance, l'indifférence, l'aveuglement ou la cupidité, qui pourraient s'obs-
tiner à ne pas regarder la vaccine comme la
découverte la plus heureuse, le préservatif
le plus naturel et le plus assuré pour combattre le plus grand fléau qu'on ait à déplorer.

Si la petite vérole n'était qu'une de ces
maladies ordinaires qui n'affectent çà et là
que quelques personnes de temps à autre; si

les symptômes de cette affection étaient mieux
connus , et non pas tantôt fort intenses et
quelquefois légers et bénins ; si cette maladie n'exposait pas à des accidens qui l'accompagnent toujours , et à des dangers trop souvent mortels ; si les suites , toujours graves
et inévitables , n'exposaient pas à des pertes
d'organes , de membres entiers , à des alté-
rations dans les fonctions, à une constitution
faible et valétudinaire pour toujours ; alors
cette terrible maladie fixerait beaucoup moins
mon attention , et je me bornerais à conseiller de laisser à la nature seule le soin d'en
opérer le traitement : mais comme la variole
est une maladie trop souvent fâcheuse, qui a
appelé la considération des hommes éclairés
et généralement estimés qui en connaissent
toute la gravité ; j'ai cru devoir , sous leurs
auspices , publier quelques observations pratiques qui me sont particulières , et que j'ai
fortifiées par celles d'un praticien recomman-
dable sous tous les rapports.

Dans tous les temps , la variole a été regardée comme une affection grave , et dans tous
les temps comme aujourd'hui on a cherché
à lui opposer des moyens thérapeutiques capables , non d'en arrêter le cours quand

elle est développée , mais d'en modifier les accidens , ou d'en adoucir l'intensité. Maintenant que la Toute-Puissance , dans sa bonté infinie , nous a suggéré un moyen simple de sa nature , et réellement propre à l'éviter , nous devons chercher à en faire connaître toute la vertu spécifique, et démontrer sa propriété préservatrice contre cette cruelle maladie ; car le médecin n'est que le ministre de la nature , et celui qui sait le mieux épier ses phénomènes et apprécier ses desseins , est aussi celui qui sait le mieux en combattre les accidens.

On voit, par ce que j'ai dit jusqu'à présent , que je n'ai d'autre but , en publiant ces observations sur la vaccine , que de chercher à convaincre cette foule ignorante qui connaît mal ses intérêts ; que je n'ai d'autre intention que de détruire l'insouciance des parens , et de les décider à soumettre leurs enfans à cette légère opération, à ce spécifique certain, pour les sauver de tous les accidens de la petite vérole. Qu'ils apprennent d'ailleurs qu'il y a plus d'un siècle qu'on connaît les heureux résultats de la vaccine contre la variole ; que les premiers qui ont observé la pustule vaccinale au pis des vaches , ou sur les sujets qui les

trayent , ont laissé à d'autres à prouver que
ces mêmes sujets étaient exempts de la petite
vérole ; et Jenner, en médecin observateur,
en fit connaître le premier toute la vertu spécifique. C'est donc de proche en proche , et
après un grand nombre d'années d'expérience,
qu'on s'est convaincu de la vertu préservatrice de la vaccine contre la variole.

Si , à présent, nous cherchons à connaître
quels furent les premiers phénomènes de la vaccine , nous apprendrons qu'en 1713 on publia
à Londres un Traité qui avait pour titre : *De
lue vaccarum ;* qu'en 1765 , les chirurgiens
Sulton et Fewster , de Tarbury , annoncèrent
à la Société de Londres qu'un grand nombre
de personnes auxquelles ils avaient inoculé
la petite vérole , ne l'avaient point contrac-
tée, parce qu'elles avaient eu la vaccine ; qu'en
1781 le chirurgien Nass , dans l'intention de
préserver son fils et d'autres jeunes gens , les
avait vaccinés , ce qu'il publia en 1786. Dans
quelques contrées d'Allemagne , et notam-
ment du Holstein, on connaissait et employait
la vaccine pour se garantir de la petite vérole.
A l'époque de 1772 , et depuis long-temps ,
les filles du Jutland avaient l'habitude de se
vacciner pour se préserver de la variole. Le

docteur Hellwag cite, entre autres exemples,
celui d'une jolie fermière, nommée Sewel,
qui en 1772, ayant cherché vainement à s'inoculer la vaccine en trayant ses vaches, qui en
étaient affectées, suivit le conseil que lui
donnèrent ses compagnes, de s'inoculer la
vaccine avec un couteau ; ce qu'elle fit, et
elle fut ainsi préservée de la petite vérole. Je
pourrais citer sur ce sujet un très-grand nombre d'exemples semblables.

Enfin, si l'on n'eût pas été convaincu de la
bonté et de la bénignité de la vaccine, ainsi
que de sa vertu préservatrice contre la variole,
certes on n'aurait pas eu recours à ce spécifique pour sauver un Prince chéri, l'espoir
des Français, et le Duc de Bordeaux n'aurait pas été vacciné un mois après sa naissance, s'il eût dû ensuite rester exposé aux
phénomènes d'une maladie aussi incertaine et
aussi souvent mortelle que la petite vérole.

OBSERVATIONS PRATIQUES

SUR LA VACCINE, LA VARIOLE ET LA VARICELLE,
ou PETITE VÉROLE VOLANTE.

PREMIÈRE PARTIE.

JE ne présenterai ici sur la vaccine, la variole et la varicelle que des remarques pratiques, que l'expérience m'a suggérées : je crois qu'elles peuvent être fort utiles en servant à faire mieux apprécier la vaccine, qui va spécialement m'occuper ; et si je me livre à quelques réflexions qui caractérisent chacune de ces maladies, c'est moins pour les traiter que pour faire connaître la différence qui les sépare, afin qu'à l'avenir elles ne soient plus confondues dans la pratique, et au préjudice de la vaccine ; car celle-ci, qui n'est regardée par quelques personnes que comme une affection pustuleuse, doit être considérée aussi comme un spécifique assuré contre la petite vérole, mais qui ne devient tel que par les phéno-mènes pyrétiques qu'elle détermine dans les sujets vaccinés, en détruisant le virus vario-

lique ; et l'homme ne devant avoir que l'une
des deux maladies , doit donner la préférence
à celle que l'expérience a démontrée la moins
intense et la moins dangereuse dans ses symptômes. Ainsi la vaccine , ne présentant jamais
que des phénomènes fort simples , ne doit
plus être regardée comme une maladie , mais
comme un spécifique certain contre la plus
cruelle de toutes.

Comme il arrive très-souvent que le vulgaire ne juge ces affections que par les pustules qu'elles offrent à nos sens , que bien
souvent les pustules de la varicelle sont prises
pour celles de la petite vérole, il convient,
pour ne plus voir confondre ces affections , de
décrire chacune d'elles en particulier ; ainsi je
vais chercher à faire connaître les principaux
symptômes qui les distinguent, les signes qui
les caractérisent , et leurs rapports avec la
vaccine.

La variole (*variola*), ou petite vérole ,
est une maladie exanthématique, qui s'offre à
nos regards par des pustules plus ou moins
nombreuses ; de-forme ronde comme des boutons, et qui survient par contagion, ou par
inoculation. L'étymologie du nom de cette maladie a été tirée du mot latin *vari*, qui veut dire

BOUTONS ; ou de *varius*, TACHETÉ, MOU-
CHETÉ, MARQUETÉ, etc. On pourrait encore
présumer que le nom de petite vérole vient
de ce que cette maladie produit des pustules semblables à celles que présente la syphilis, dans quelques circonstances. Mais,
quoi qu'il en soit, la variole survient naturellement par des taches rouges, qui se
changent quelques jours après en pustules
irrégulières, plus ou moins élevées au-dessus
du niveau de la peau.

La petite vérole diffère dans ses symptômes, en ce qu'elle est discrète ou confluente ;
et quoique l'une et l'autre ne soient pas essentiellement différentes, elles ont cependant
des symptômes qui leur sont particuliers.
Mais, sous quelques rapports qu'on envisage
la petite vérole, elle est toujours plus ou
moins grave et susceptible de développer des
accidens assez souvent mortels, soit dans
son invasion, soit dans ses suites ; et presque toujours elle laisse après elle des traces
plus ou moins fâcheuses de sa malignité,
même jusques dans ses pustules, qui forment
quelquefois entre elles des cicatrices difform-
mes dans plusieurs parties du corps, qui en
est plus ou moins couvert et défiguré.

Il y a donc, comme on le voit, deux espèces de petites véroles, l'une qui prend le nom de discrète , par rapport aux boutons bénins qu'elle développe ; et l'autre de confluente, qui en produit de plus fâcheux : ainsi elles ne diffèrent qu'en ce que, dans la première , les pustules se trouvent rares , disséminées et distinctes les unes des autres ; pendant que dans la confluente les pustules sont entassées les unes sur les autres, et se confondent ensemble. Quant aux symptômes intérieurs , ils ne diffèrent que par plus ou moins d'intensité, et non essentiellement, dans les deux espèces de la même maladie ; mais, si quelquefois la confluente parcourt ses périodes avec calme et tranquillité , souvent aussi elle développe des accidens graves, alarmans et mortels.

La varicelle (*varicella*) , qu'on nomme encore vérolette , ou petite vérole volante , et qu'il conviendrait peut-être mieux d'appeler *fermentérole* (*) , est une affection exanthématique, qui survient spontanément; mais elle

_____

(*) Nom qu'on lui donne vulgairement dans les contrées méridionales de la France, et qui exprime mieux la nature de cette affection , laquelle n'est en effet qu'une effervescence passagère de la lymphe.

est plus prompte dans le développement de
ses pustules que la variole , parce que ses
vésicules ou pustules ne renferment jamais
qu'un liquide lymphatique limpide , inco-
lore. La vérolette n'est donc autre chose que
la production de petits boutons qui surviennent en plus ou moins grand nombre , et
plus ou moins gorgés , à l'instar de ceux de la
petite vérole , avec lesquels on les confond
très-souvent. La varicelle ne développe jamais
des symptômes graves , encore moins de
mortels.

Quoique la variole et la varicelle aient beaucoup d'analogie par la ressemblance extérieure des pustules , elles diffèrent cependant
essentiellement , non-seulement dans le développement et le *facies* des boutons , mais
encore dans leurs périodes et dans leurs traitemens ; car, si la varicelle s'offre à nos regards
par des pustules de même grosseur et à peu
de chose près de même forme que les pustules de la petite vérole , elle diffère de cette dernière par la promptitude avec laquelle les sien-
nes se présentent gorgées et disséminées sur
toutes les parties du corps , en deux ou trois
jours au plus ; tandis qu'il faut toujours neuf
et jusqu'à douze jours , et quelquefois plus ,

pour le développement complet de celles de
la variole.

Passons à la description des signes propres
à chacune de ces deux maladies.

Les signes qui caractérisent les symptômes
de chacune de ces maladies, sont assez faciles
à reconnaître, pour peu qu'on y fasse attention, et qu'on ait l'habitude de l'observation.
Ces signes sont généraux et particuliers. Les
signes généraux de la variole sont, dès son
invasion, une chaleur générale, la peau sèche et brûlante, la tête lourde, le pouls
vîte, haut et accéléré ; frissons avec trem-
blement général, pesanteur dans la région
de l'estomac, nausées et quelquefois vomis-
semens, douleurs dans le dos et dans les
lombes, etc. Si alors, et dès le troisième ou
quatrième jour de l'invasion, la peau devient
moite, qu'il y ait relâchement dans le tissu
des organes, l'éruption se fait remarquer par
autant de points d'un rouge pâle qu'il doit y
avoir de boutons, lesquels vont toujours en
croissant jusqu'au neuvième ou dixième jour,
qu'ils ont acquis toute leur grosseur naturelle, égale à celle des petits pois. Ces boutons sont en plus ou moins grand nombre,
mais plus éloignés les uns des autres dans la

petite vérole discrète que dans la confluente ; où ils se présentent quelquefois comme autant de petites tumeurs érysipélateuses , ou comme un érysipèle général , qui embrasse tout le corps, et qui est très-souvent confondu avec une éruption pourprée, où celle de la fièvre scarlatine. Si , dans ce cas , la maladie parcourt ses périodes avec régularité, il arrive aussi d'autres fois qu'elle développe des accidens plus ou moins fâcheux, et que , dès son invasion , cette maladie se présente accompagnée d'une fièvre grave ; avec délire et rêves effrayans ; chaleur brûlante et générale de tout le corps ; la peau sèche et faiblement brunie , ou d'un rouge foncé ; lassitude dans les membres avec douleurs plus ou moins aiguës à la tête , au dos , aux lombes et à l'épigastre ; le ventre balonné et douloureux , surtout quand les vers compliquent l'affection , et communément le malade est assoupi , ou dans un état de torpeur ; rêveries avec délire ; des convulsions surviennent avec spasmes , soit musculaires , soit organiques , soubresauts des tendons avec lassitude ou crampes dans les extrémités , etc., ce qui arrive particulièrement quand l'éruption est difficile , ou que la maladie se

trouve compliquée. Mais, si ces accidens surviennent à la seconde période, lors du pa-
roxisme ; si les pustules sont nombreuses et
prennent le caractère phlegmoneux ou la
couleur brunâtre ; si, de gorgées qu'elles
étaient d'abord, elles s'affaissent sur elles-
mêmes en devenant plus brunes encore, dans
ce cas la maladie est ordinairement mortelle,
parce que la gangrène en est l'effet immédiat.

Si quelquefois la variole est bénigne, d'autres fois elle est fort grave ; car, outre les symptômes que je viens d'exposer comme étant
le produit de la variole, il en est encore de
plus fâcheux, puisqu'ils privent d'organes
plus ou moins essentiels à la vie, tels que
ceux de la vue, de l'odorat, du goût, de
l'entendement, etc. ; qu'ils ont encore le grave
inconvénient de causer des paralysies, d'exposer l'individu à un grand nombre de maladies consécutives, telles que des ulcères
chroniques, la carie et la nécrose des os (*),

_____

(*) Voir mon ouvrage sur la *Nécrose des os*, dans
lequel je rapporte l'observation d'une fille de douze ans,
qui était affectée de cette maladie, survenue à la suite
de la petite vérole, et qui a nécessité l'amputation de la
jambe. — *Montpellier*, 1803.

et très-souvent la perte de quelque membre, etc.; d'autres fois d'affaiblir tellement la
constitution du sujet, qu'il demeure valétudinaire pour toujours; de telle sorte que cette
cruelle maladie est constamment suivie de
phénomènes plus ou moins graves, si elle ne
donne pas la mort.

Les signes qui feront reconnaître la varicelle et la feront distinguer de la variole, qu'elle
simule quelquefois dans quelques-uns de ses
symptômes, sont qu'ordinairement elle n'offre
rien de fâcheux, qu'elle parcourt ses périodes
régulièrement en cinq ou sept jours, avec
calme et tranquillité. Si quelquefois elle présente des symptômes inquiétans dès son invasion, ce qui arrive rarement, d'autres fois,
et c'est le plus souvent, elle s'annonce par
l'apparition d'un plus ou moins grand nombre
de pustules, disséminées sur les différentes
parties du corps, et au visage d'abord; mais
le malade n'en est point incommodé. Ces pustules ont été très-souvent prises et confondues avec celles de la variole, parce qu'en
effet elles ont beaucoup de ressemblance entre elles; mais, pour peu qu'on y fasse attention, on reconnaît bientôt la différence, moins
peut-être par le *facies* des pustules, que

par les symptômes qui les séparent. Comme
dans la petite vérole, les boutons de la varicelle s'annoncent par de petits points d'un
rouge pâle, qui bientôt se changent en pustules, lesquelles suppurent à peine, pour tomber par écailles peu de jours après, et sans
laisser après elles aucune rougeur, ni creux,
ni cicatrice, comme dans la variole. Dans
quelques circonstances fort rares, les pustules de la varicelle sont précédées d'une phlo-
gose pyrétique plus ou moins sensible, mais
qui retient rarement au lit le malade.

Ainsi les symptômes de la varicelle ne
sont jamais intenses, et dans aucun cas cette
affection n'a développé de fâcheux accidens.
Il arrive quelquefois que ses pustules ressemblent assez bien à celles de la petite vérole, et surtout à celles de la discrète ; mais
en général ses boutons sont plus promptement
gorgés et ordinairement de forme conique,
les uns plus gros, les autres plus petits ;
et, comme dans la variole, la varicelle se
trouve parfois entourée d'une faible rougeur
au commencement de la troisième période.
Ce qui la distingue encore de la variole,
c'est que ses pustules se succèdent, et ne pa-
raissent quelquefois que les unes après les

autres. La vérolette est généralement plus
constante dans la forme de ses pustules que
la petite vérole, dont les symptômes généraux sont plus variables et plus susceptibles
d'intensité. Ainsi donc, comme on peut l'observer, et comme je le ferai remarquer plus bas,
il existe une très-grande différence entre
la petite vérole et la vérolette, différence
qui a déjà trouvé ici sa place, parce que la
vérolette est très-souvent confondue dans le
monde avec la variole, au préjudice de la
vaccine, cette salutaire et précieuse découverte, qui a besoin d'être mieux connue pour
être plus appréciée et pratiquée.

La petite vérole et la varicelle sont deux
affections contagieuses qui se développent
naturellement, plus ou moins spontanément
et avec des symptômes bien différens dans
leur intensité, et jusques dans leurs traitemens; car la varicelle n'en réclame jamais
ou presque jamais, et la variole en exige un
impérieusement. Ces maladies attaquent l'enfance de préférence, et ordinairement une
seule fois dans la vie; elles sont contagieuses
et quelquefois épidémiques; mais elles ne deviennent graves, et leurs symptômes plus intenses, que quand elles règnent avec des mala-

dies de mauvais caractère ou épidémiques ,
surtout pour la variole , qui, dans ce cas,
est toujours plus fâcheuse et assez souvent
mortelle. L'une et l'autre se trouvent moins
dangereuses quand elles sont réduites à leurs
propres élémens, à leur nature simple ; elles
le sont moins chez les enfans sains et dé-
pourvus de quelques vices particuliers, que
dans les personnes plus avancées en âge
et malades ; leurs effets sont plus alarmans
au printemps et dans l'automne que dans les
autres saisons de l'année ; ils le sont surtout
dans les saisons irrégulières ; et, comme la
rougeole, la variole et la vérolette présentent presque toujours une marche contagieuse
ou épidémique, se communiquant de proche
en proche, et attaquant tous les sujets qu'elles
n'avaient point encore affectés.

Je vais chercher maintenant à décrire , aussi
fidèlement que possible, les phénomènes qui
caractérisent la vaccine, et faire connaître les
symptômes bien différens qui la distinguent
des deux affections qui viennent de nous occuper; car, s'il existe quelque différence entre
les pustules de la vérolette et celles de la
variole, et si leurs symptômes généraux sont
si différens dans les deux affections , cette

différence dans la vaccine est bien plus grande ,
bien plus marquée , bien plus sensible sous
tous les rapports ; car, en général, les phénomènes de celle-ci , soit du côté de ses
pustules , soit du côté de ses symptômes intérieurs, présentent tant de douceur, tant de
simplicité et de bénignité, qu'elle ne peut être
comparée qu'à elle-même ; et ces trois maladies ne se trouvent rapprochées ici que parce
qu'elles ont quelque similitude extérieure entre elles. En effet toutes se présentent à
nos regards par des pustules plus ou moins
gorgées ; toutes ont trois périodes à parcourir ; toutes enfin offrent des symptômes fébriles plus ou moins sensibles ; mais la variole
est la seule de toutes qui détermine des accidens graves et souvent mortels.

La vaccine est une affection caractérisée
par des pustules de forme ronde, entourées
d'un bourrelet argentin, avec dépression au
centre de chacune ; ces pustules, qui sont
le résultat de l'insertion du virus vaccin sous
l'épiderme, sont déterminées par l'action pyrétique qui a lieu dans toute l'économie animale
pendant la première période de la maladie.
Le nom de vaccine (*vaccinæ pustulæ*) a été
tiré du latin *vacca*, qui signifie VACHE, et

qui a été conservé en français pour désigner
une maladie pustuleuse de la peau, particulière
à quelques vaches de certains cantons de l'Angleterre ou de quelques autres pays du Nord,
et dont les pustules attaquent plus spécialement le pis de ces animaux. C'est avec le suc
vaccinique de ces pustules dans la seconde
période de la maladie, que l'on préserve les
enfans de la petite vérole et de tous ses accidens ; mais, pour avoir cette vertu et toutes
les qualités préservatrices, il faut que les
pustules qui en résultent aient été reconnues
vraies, et qu'elles aient parcouru toutes leurs
périodes naturelles, avec tous les phénomènes qui leur sont propres.

Les pustules de la vaccine ne surviennent
naturellement et par contagion qu'aux sujets
qui ont quelques rapports avec les vaches qui
les portent au pis, ou qui ont été inoculés,
de quelque manière que ce soit, avec le suc
qui en provient. Ces pustules diffèrent de
toutes les autres pustules de ce genre, et surtout des pustules de la petite vérole et de la
varicelle, qui la simulent davantage, d'abord
en ce que celles de la vaccine sont les seules
qui possèdent une légère dépression au centre
et qui aient un bourrelet autour ; que dès la

seconde période cette dépression devient plus sensible et faiblement brunâtre ; que dès la troisième, une ou plusieurs aréoles se font remarquer autour de chaque bouton vaccin : et quant aux phénomènes profonds et généraux, ils sont toujours fort simples et légers. La vaccine n'exige jamais de préparation dans l'inoculation qu'on en fait, et elle ne se fait connaître dans les sujets qui la prennent naturellement des vaches, que lorsqu'elle est arrivée à sa dernière période, parce que, tuméfiant la partie, elle appelle l'attention ; mais elle ne réclame jamais ni boisson, ni aucun remède, pas même du repos. A la vérité la vaccine ne se termine jamais sans une faible indisposition, ni sans un peu de fièvre ; mais elle est de rigueur pour le succès de la maladie ; et si, le plus souvent, elle est à peine sensible pour quelques sujets, d'autres fois elle est symptomatique de l'inflammation érysipélateuse qui entoure chaque pustule ; mais, dans aucun cas, elle ne développe des accidens qui lui soient particuliers.

Dans quelques circonstances (et la pratique nous en fournit un grand nombre d'exemples) les pustules de la varicelle ont été prises pour

3

des pustules de la variole ; et, comme cette affection a attaqué des sujets préalablement vaccinés , on a cru que la vaccine ne préservait nullement de cette cruelle maladie , ainsi qu'on l'avait annoncé. Mais il est à remarquer que plusieurs choses ont pu contribuer à cette méprise : la première, ce sont les ennemis de cette précieuse découverte , et le peu de disposition qu'a le peuple à faire usage de la vaccine ; l'ignorance dans les uns, les préjugés dans les autres ; enfin l'aveuglement et l'insouciance dans le plus grand nombre de ceux qui refusent de se soumettre à ce remède salutaire. En second lieu , je ferai remarquer que la plupart des personnes qui pratiquent les vaccinations, n'y apportent peut-être pas toujours toutes les précautions et toute l'attention nécessaires pour la sécurité des esprits , ni les sujets toute la disposition qu'il convient pour sa réussite ; que d'ailleurs l'expérience a démontré qu'il existait deux espèces de pustules après l'insertion du virus vaccin, les unes vraies et préservatrices , les autres fausses ou éphémères , et qui n'ont point de vertu , ainsi que je le ferai connaître plus bas.

Cette différence dans les boutons n'a point été assez bien connue ni observée dans le

principe, ce qui a été très-préjudiciable au
succès de la vaccine ; et encore aujourd'hui
on n'y donne généralement pas assez d'attention. La distinction de ces deux espèces de
pustules est cependant de rigueur, puisque,
dans tous ces cas, les parens ont cru leurs
enfans préservés par l'un et l'autre boutons
indifféremment, ne s'assurant que de l'existence de ces boutons et nullement de leur
qualité : il y a plus ; c'est que, même sans
l'apparition d'aucun bouton, ils les croyaient
préservés par la seule insertion du virus,
quel qu'en fut le résultat et quelque moyen
qu'on eût employé pour l'opérer. Mais voyant
ensuite, et même après plusieurs années,
ces mêmes enfans attaqués de la petite vérole, et très-souvent estropiés, défigurés,
ou perdant la vie, les parens se sont ré-
criés hautement, et avec raison, contre la
vaccine et sa vertu. C'est ainsi que la plus
belle et la plus précieuse découverte a perdu
sa réputation. Hélas ! ce bienfaisant remède
a été accusé trop légèrement par les uns,
et trop méchamment par les autres. Dès ce
moment tous ses ennemis se sont ligués, et
ont attaqué sa vertu préservatrice ; mais
alors aussi l'observation et l'expérience sont

venues à son secours ; elles ont constaté, de
la manière la plus évidente, la propriété de
la vaccine, et elle a trouvé de puissans pro-
tecteurs.

En effet le temps, qui est le meilleur juge,
a démontré en définitif, à l'aide de l'analyse et
par des preuves de toute espèce, que la vaccine est une découverte bien précieuse pour
l'humanité, puisqu'elle nous préserve de la
plus cruelle des maladies, ainsi que de tous les
accidens qui s'y rattachent. C'est la pure vérité ; car ne voyons-nous pas encore chaque
jour sur nos pas et partout des personnes
infirmes qui ont essuyé les ravages et la malignité de la petite vérole ? Les unes ont
perdu quelque organe, tel que celui de la vue,
de l'odorat, de l'entendement, etc. ; d'autres,
par ses suites sont demeurées paralysées, ou
sont privées de quelque membre : et combien
n'en est-il pas qui ont été attaquées de maladies chroniques, et qui n'ont eu qu'une santé languissante et souffrante le reste de leur vie (*) !

(*) Le sujet qui a essuyé une forte petite vérole, est
long-temps faible et languissant, et très-souvent il éprouve
des rechutes ou des maladies plus graves, par un reste
d'émotion fébrile, qui laisse le malade dans un état de
susceptibilité plus grande ; alors des indigestions, des

Ce qui a pu faire confondre quelquefois la
varicelle avec la variole, au préjudice de la
vaccine, c'est que les symptômes de la petite
vérole ne sont pas toujours intenses, et n'ont
pas toujours des accès fébriles sensibles;
que d'autres fois les pustules en sont peu
marquées et multipliées; que, d'un autre
côté, les pustules de la varicelle sont quelquefois fort confluentes et semblables à celles
de la variole; que sa marche étant parfois
très-prolongée, la rapproche en quelque sorte
de cette dernière, et la fait confondre avec
elle. Mais une preuve que la vérolette n'est
pas une des anomalies de la variole, ainsi
que l'ont avancé quelques auteurs estimés,
c'est que l'inoculation de la vaccine, qui est
regardée avec raison comme l'antidote de la
petite vérole, n'a nulle vertu préservatrice contre la varicelle. Le vrai moyen de
constater l'identité de ces deux maladies,
a observé M. le docteur Giraudy, dans son
excellent Journal de Bibliographie médicale,
serait de pouvoir conclure de l'effet à la cause;

---

diarrhées et autres fâcheux symptômes, qui ne servent
qu'à débiliter davantage la constitution, et à aug-
menter l'état cachectique, qui conduit indubitablement
à la mort par un chemin de douleurs constantes.

soit par l'analogie des symptômes et la marche des deux maladies, soit par celle de leurs
traitemens. Or la vraie vaccine, qui préserve
bien certainement de la petite vérole, n'a pas
assurément cette vertu contre la vérolette, ni
contre aucune des autres affections exanthématiques connues, ainsi que l'expérience l'a
démontré très-souvent.

D'ailleurs la petite vérole est une maladie
d'autant plus grave et dangereuse, qu'elle
est contagieuse de sa nature, et qu'elle marche très-souvent d'une manière épidémique;
qu'elle est susceptible de faire de grands pro·
grès, de ravager une ou plusieurs contrées,
tout un État, et de porter la désolation dans
toutes les familles. Cette maladie est d'autant
plus redoutable qu'elle est universelle (*),

(*) L'Europe n'est pas la seule partie du monde que
ravage la petite vérole; c'est par sa contagion et ses épidémies qu'elle réduisit d'une manière si effrayante le
nombre des indigènes de la Californie , et fit tant de mal
aux habitans du Paraguay. Les épidémies de cette cruelle
maladie sont toujours fort meurtrières au Mexique ; celle
de 1779 enleva à Mexico près de neuf mille personnes.
M. le Professeur Desgenettes dit qu'en Égypte la petite vérole est la plus meurtrière des maladies. Vancouver rapporte qu'ayant parcouru 158 milles de côtes nord-ouest de

qu'elle survient dans toutes les saisons, dans tous les climats et sous toutes les latitudes. Ce fléau n'épargne personne ; la vieillesse comme l'enfance, les deux sexes, toutes les constitutions et toutes les conditions se trouvent sous sa loi ; le riche comme le pauvre, le roi comme le berger, l'habitant des villes comme celui de la campagne, tous en sont atteints, et deviennent plus ou moins dangereusement ses victimes.

La vaccine, au contraire, est une affection si simple par sa nature, qu'elle se communique volontairement, qu'elle laisse choisir l'époque, la saison et toutes les circonstances les plus favorables à son succès, non-seulement dans le choix du virus vaccinique et dans son mode d'inoculation, mais encore dans tous les cas où les sujets vaccinés n'en sauraient être incommodés, ni dérangés dans leurs habitudes et leurs occupations. La marche et les symptômes de la vaccine sont si doux, si bénins, qu'ils ne laissent aucune

---

l'Amérique, il n'a pas rencontré plus de 150 habitans, quoiqu'il eût vu une foule de villages assez grands, mais entièrement déserts, et dans lesquels il dit avoir trouvé beaucoup d'ossemens humains. Ces habitans avaient été enlevés par des pestes varioleuses.

crainte ni aucune inquiétude sur les suites qu'elle peut produire : c'est à tort que quelques personnes lui ont attribué le développement de quelques éruptions particulières ; la vaccine les guérit, mais elle ne les produit pas : c'est encore ce que l'on verra plus loin.

Pour ne point être ennuyeux à nos lecteurs, traçons un dernier tableau des phénomènes pathologiques de la petite vérole, comparés avec ceux de la vaccine, et remarquons la différence qui les sépare dans les deux maladies. Dans la variole, la fièvre devient quelquefois si intense qu'elle développe des accidens graves et avec tous les caractères de la malignité (*) ; alors les pustules s'affaissent et font remarquer à leur surface un point noirâtre, qui annonce toujours une terminaison fâcheuse de cette cruelle maladie. La vaccine ne présente dans aucun cas de

---

(*) Dans la fièvre variolique on remarque très-souvent des complications graves qu'on n'observe jamais dans celle de la vaccine, telles que des éruptions pétéchiales, scorbutiques, des plaques rouges ou pourprées, des taches gangréneuses ; et, dans ce cas, les pustules varioleuses sont plates et noires dans le milieu. Si alors les hémorragies se répètent et sont copieuses, la mort termine toujours la maladie.

phénomènes graves, ses symptômes sont toujours simples et doux comme les élémens
qui constituent cette maladie, et les pustules de la vaccine n'offrent jamais de fâcheux caractère. La vaccine est donc préfé-
rable sous tous les rapports, et doit être pratiquée de bonne heure, pour éviter tous les dangers de la petite vérole, dangers qui existent
même dans la pratique de son inoculation.

La variole inoculée n'a d'autre avantage
que celui de préparer les sujets par quelques
moyens thérapeutiques, et celui de laisser
choisir la saison ainsi que l'époque de l'inoculation ; mais cette méthode a beaucoup plus
d'inconvéniens qu'on ne pense, car j'ai vu un
assez grand nombre d'individus perdre la vie,
ou demeurer infirmes, malgré toutes les précautions qu'on avait prises préalablement.
L'inoculation de la variole n'a donc aucun des
avantages de l'inoculation de la vaccine, pour
laquelle on ne fait aucune préparation, parce
que tout est simple et naturel dans ses phénomènes pathologiques après l'insertion.

Que la petite vérole survienne naturellement, ou qu'elle soit inoculée, elle est toujours très-dangereuse. Dans le premier cas,
elle est le produit d'une contagion, et elle

peut devenir épidémique dans quelques circonstances. Celle qui est le résultat de l'inoculation, ne développe pas seulement des pustules dans les endroits piqués, comme dans la vaccine, mais elle produit, dans toutes les parties du corps indistinctement, des boutons ou pustules, qui peuvent être plus ou moins nombreux, discrets ou confluens; et les sujets peuvent devenir plus ou moins malades. Plus les pustules se trouvent grosses et nombreuses, plus la nature a employé d'énergie et d'action pour leur développement; plus aussi cette action, qui agit toujours du centre à la circonférence du corps, appauvrit les humeurs, et plus le sang, qui en est le réservoir commun, se trouve altéré par cette copieuse excrétion. C'est donc à tort qu'on suppose le sujet mieux purgé, plus épuré, parce qu'il sera plus couvert de pustules suppurantes, puisqu'elles n'ont lieu qu'au détriment de la masse générale. J'ai vu, au contraire, que ces préparations à l'inoculation de la variole affaiblissaient tellement les sujets, qu'elles les rendaient plus susceptibles de recevoir des impressions, et les disposaient le plus souvent à contracter des maladies plus graves par le développement

de la fièvre variolique, pour peu qu'ils y fus-
sent disposés d'ailleurs, soit par une constitution déjà affaiblie ou délicate, soit par
quelque virus particulier ; comme aussi ils
sont exposés à essuyer une convalescence plus
longue et souvent incertaine, à cause de l'émotion varioleuse qui a plus ou moins troublé
les fonctions naturelles, lesquelles doivent se
rasseoir, au lieu de se trouver irritées.

La vaccine n'a aucun de ces inconvéniens ;
et, comme elle ne se développe point naturellement, elle n'est point susceptible de contagion, encore moins capable de devenir épidémique ; mais, ce qui est à remarquer, et
ce qui est confirmé par la pratique et l'observation, c'est que moins il y a de pustules (*), soit de la petite vérole, soit de la
vaccine, moins la fièvre est intense et les
symptômes graves ; ce qui démontre la bonté

(*) On dirait, en effet, qu'il y a une quantité d'humeur donnée dans toutes les éruptions, et je le croirais
d'autant mieux que l'expérience nous apprend que plus
il y a de pustules, moins elles sont grosses et étendues ;
et qu'au contraire, si les pustules sont moins nombreuses, elles sont plus pleines, plus gorgées d'humeur; mais
que celles-ci s'affaissent quelquefois, si la fièvre est plus
intense.

de la vaccine et le danger d'une trop grande
quantité de pustules. D'ailleurs l'opérateur
n'a d'autre intention, en inoculant la variole,
que de diminuer la grande éruption de pustules, qui ne sert qu'à troubler davantage les
fonctions de l'économie animale, et à lui être
contraire. Par l'inoculation de la vaccine, on
produit autant de boutons qu'on en veut ; il
n'en est pas de même de celle de la variole,
puisqu'on ne peut pas en calculer d'avance
le développement, comme dans la vaccine,
où deux ou trois boutons à chaqne bras sont
plus que suffisans pour préserver pour toujours de la plus cruelle des maladies, ainsi
que de tous ses accidens.

Je terminerai cette première partie de mes
réflexions pratiques sur cette matière, par
quelques observations qui finiront par démontrer l'extrême différence des symptômes qui
séparent la variole de la vérolette, et la vaccine de l'une et de l'autre ; et d'après tout ce
qui a été dit jusqu'à présent, il est aisé de
voir que l'inoculation de la vaccine doit avoir
la préférence sur celle de la variole, puisqu'elle offre tant d'avantages, et l'autre tant
d'inconvéniens ; la préférence, parce qu'elle
a l'incomparable avantage de préserver toute

la postérité de la plus meurtrière de toutes
les maladies.

En effet, quels que soient les symptômes
de la petite vérole, comparés à ceux de la vaccine, la première est toujours une maladie
grave et trop souvent mortelle, pendant que
sur *un million* de sujets vaccinés, il en succombe rarement un ; que la vaccine n'a pas
l'inconvénient de laisser à sa suite la plus
légère crainte de récidive, ni aucune infir-
mité ; que, maîtres d'ailleurs de diriger ses
phénomènes à notre gré, elle n'aura de volonté que la nôtre, et nous permettra toujours
d'écarter jusqu'au moindre accident. Je n'ai pas
besoin de faire un plus grand éloge de la vaccine, ce précieux remède ; sa vertu est à la
connaissance de tous les hommes, qui peuvent
facilement en juger ; et pour preuve de ce
que j'avance des nombreux avantages de la
vaccine sur la petite vérole, nous n'avons
qu'à jeter les yeux, pour en être convaincus,
sur le tableau suivant, pris dans le rapport
du Comité central de vaccine de Paris, de
1818.

Ans.	Départem.	Naissances.	Vaccinat.	Varioles.	Défigurés.	Morts.
1815.	76.	653,444.	263,389.	37,630.	3,625.	4,626.
1816.	71.	604,935.	431,648.	24,610.	2,428.	2,463.

De ce nombre de morts et d'infirmes aucun n'a succombé par les effets de la vaccine, mais seulement par ceux de la petite vérole, qui s'est trouvée plus ou moins meurtrière, quoique sans épidémie. Qu'on juge à présent, si elle eût existé avec épidémie, ou qu'elle eût été compliquée de quelques fièvres de mauvais caractère, combien elle serait devenue dangereuse, et combien le nombre de ses victimes se serait augmenté. La petite vérole, réduite même à ses propres élémens, est toujours une maladie fort dangereuse pour l'humanité. Ainsi, d'après toutes ces considérations et la comparaison des deux maladies, on ne doit pas hésiter, la vaccine doit avoir toute la préférence.

Enfin la petite vérole est une maladie d'autant plus grave, qu'elle est de tous les temps, de tous les lieux, et qu'elle n'épargne personne ; qu'elle s'accompagne d'accidens fâcheux et souvent mortels. Il faut donc la bannir pour toujours de tous les pays civilisés ; et la France, depuis vingt-cinq ans, n'a cessé, par tous les moyens possibles, d'en détruire le développement, soit en cherchant à faire connaître son antidote, toute sa simplicité et toute sa vertu préserva-

trice ; soit en accordant des prix, des mé-
dailles et toutes autres récompenses honorables.

« L'intérêt que le Gouvernement prit dès-
lors à cet objet d'utilité publique, dit M. le
Professeur Chaussier (*), les récompenses
annuelles qu'il accorde à ceux qui ont pra-
tiqué le plus grand nombre de vaccinations ;
le zèle infatigable des Médecins, les épreu-
ves et contre-épreuves qu'ils ont faites et
répétées publiquement, les instructions, dissertations ou traités qu'ils ont fait imprimer
en différens temps , l'empressement des Préfets à seconder les vues paternelles du Gouvernement , en formant dans chaque canton
des Comités particuliers de vaccine, en pro-
posant des primes d'encouragement ; les invi-
tations réitérées et les mesures administrati-
ves des autorités civiles ; enfin l'exemple et
l'opinion prononcée des savans, des hommes
recommandables par leur rang, leurs lumières , ont beaucoup contribué à répandre la
connaissance de la vaccine, à en propager la
pratique salutaire.

(*) Rapport sur la vaccine. — *Discours prononcé le* 3
mars 1818.

» Cependant, malgré ce concours de moyens et ces efforts soutenus depuis dix-huit ans ; malgré l'activité du Comité central à entretenir une correspondance dans toute l'étendue du Royaume, à répondre aux différentes demandes qui lui sont adressées, il reste encore beaucoup à faire pour atteindre le but qu'on s'est proposé. Combien il faut de temps, de persévérance, de preuves expérimentales, pour établir solidement une vérité nouvelle, pour détruire des erreurs, des préjugés anciens, adoptés sans examen et répétés par habitude, pour vaincre l'entêtement, l'opiniâtreté des uns, l'insouciance des autres ! Et, nous n'en doutons pas, si l'on diminuait les moyens d'émulation et d'encouragement, jusqu'à présent accordés à cette branche d'hygiène publique ; si le zèle des vaccinateurs se ralentissait, on aurait bientôt perdu tous les avantages que l'on peut, avec tant de raison, espérer de la vaccine ; elle tomberait entièrement dans l'oubli, et l'on verrait aussitôt reparaître la petite vérole, ce fléau destructeur qui, comme le démontrent les relevés mortuaires antérieurs à 1795, enlevait au moins, chaque année, le dixième de la population, et laissait encore tant de mutilations, de difformités, ou de dispositions à des maladies chroniques, souvent très-graves ou incurables. »

Tant de sollicitude de la part du Gouvernement, des Magistrats, des Médecins et de toutes les personnes philantropes qui cherchent à propager ce spécifique précieux, n'ont d'autre but que l'utilité publique, d'autre intérêt que celui de préserver les enfans, nos neveux et toute la postérité, du fléau le plus fâcheux, de la maladie la plus cruelle et de toutes la plus meurtrière. Non, ne doutons pas de la possibilité d'y parvenir, soit par le concours des gens de bien, qui en sentent toute la nécessité, soit avec l'attention de ne propager que la vraie vaccine; et par toutes ces précautions on réussira; car c'est le seul moyen de persuader de sa vertu préservatrice les bons pères et les tendres mères de famille qui en ont douté jusqu'à présent, à cause de quelques anomalies qui accompagnent quelquefois cette maladie, mais qui n'en changent point la nature quand elle est reconnue de bonne qualité.

» Quoique partout la vaccine soit bien connue, dit encore M. le Professeur Chaussier, quoique dans plusieurs départemens

elle soit pratiquée avec une grande activité,
cependant il s'en faut de beaucoup que partout elle soit également répandue, que partout elle soit justement appréciée. C'est surtout dans quelques endroits que sa propagation éprouve le plus d'obstacles, soit par l'insouciance ou l'ignorance, soit par les préjugés, les sophismes, ou la résistance opiniâtre
que certaines personnes aiment toujours à
opposer à tout perfectionnement, à tout ce
qui s'écarte de leurs anciens modes ou habitudes : ainsi quelques-uns, imaginant que l'enfant puise dans le sein de sa mère le germe
de la petite vérole, regardent cette maladie
comme essentielle à l'homme, comme un
moyen nécessaire pour amener la dépuration
de ses humeurs ; et, d'après cette idée erro-
née de fatalisme ou de germe inné, déjà si
souvent répétée, ils ne craignent pas d'avancer que, tôt ou tard, la petite vérole survient
spontanément; qu'ainsi il est inutile et même
dangereux de chercher à la prévenir, ou à
en accélérer le développement. Mais, comme
on l'a déjà dit tant de fois, l'enfant né de
parens sains n'a pas plus le germe de la variole, que celui du typhus, de la peste ou
de la gale ; et certainement il n'éprouvera

jamais ces maladies, s'il n'est point exposé à
l'infection ou aux causes qui peuvent la faire
naître.

» D'autres, après avoir observé que des
personnes vaccinées ont été, après un temps
plus ou moins long, attaquées d'exanthêmes,
ou éruptions pustuleuses, qui parfois ont
l'apparence de la vérolette ou même de la
variole, n'ont pas hésité à prononcer que la
vaccine ne préservait point de la petite vérole, et que ses effets étaient incertains, ou
seulement temporaires; et, pour appuyer
cette assertion, ils ne manquent point de
citer des faits, dont le nombre et l'importance,
en passant de bouche en bouche, vont toujours croissant. Cette objection contre l'efficacité de la vaccine a surtout été répétée dans
le cours de l'année qui vient de s'écouler, et
elle mérite trop d'attention, pour que nous
négligions d'en parler et de l'examiner avec
impartialité.

» Dans le nombre des faits que l'on allègue
contre l'efficacité de la vaccine, il a été reconnu, tantôt que la vaccine ne s'était point
développée après les piqûres de l'inoculation,
tantôt qu'il n'y avait eu que des boutons de
fausse vaccine; ainsi ces cas ne méritent

aucune considération ultérieure. Mais d'autres
fois on a vu survenir une éruption pustuleuse
après une vaccination dont la marche a paru
régulière, et ces cas exigent un examen particulier. Ainsi, dans le courant du mois d'août
dernier, trois enfans de M. Boullay, phar-
macien distingué de Paris, qui avaient été
vaccinés depuis plusieurs années , qui portaient
aux bras les vestiges ou cicatrices des piqûres de l'inoculation, et chez lesquels la vaccine avait été régulière, éprouvèrent un mal-
aise général, un mouvement fébrile très-mar-
qué, qui fut bientôt suivi d'une éruption de
boutons isolés, disséminés sur toute la surface du corps; éruption que, dans les premiers instans, les parens et quelques médecins, amis de la maison, regardèrent comme
une véritable petite vérole discrète et bénigne. Le Comité central de vaccine, instruit
de ces événemens par M. Boullay, se fit un
devoir de recueillir avec soin toutes les circonstances de ce fait, et de s'assurer de leur
exactitude. Chaque jour plusieurs de ses membres visitèrent ces enfans et les suivirent dans
tout le cours de leur maladie. Le premier as-
pect pouvait facilement en imposer. L'éruption pustuleuse dont ces enfans étaient affec-

tés, avait, en effet, quelque similitude avec
la petite vérole ; cependant elle en différait
par la douceur, la bénignité des symptômes,
la rapidité de sa marche, la promptitude de
la dessiccation, qui eut lieu dès le neuvième
jour de l'invasion. Enfin, pour constater, autant qu'il serait possible, la nature de cette
affection, on recueillit de la matière conte-
nue dans les pustules ; on s'en servit pour
inoculer six enfans qui n'avaient point eu la
petite vérole, et qui n'avaient point été vaccinés ; et, malgré toute l'attention que l'on ap-
porta à cette inoculation, aucun de ces enfans
n'éprouva la plus légère incommodité. Rien
ne prouve donc, d'une manière indubitable,
que les enfans de M. Boullay aient eu vérita-
blement la petite vérole. Mais allons plus
loin : admettons ce fait comme constant ;
accordons même, si l'on veut, que, sur des
millions de personnes, quelques-unes (et on
en citerait au plus huit ou dix) aient été par
la suite attaquées d'une véritable petite vérole ; faudrait-il donc en conclure que jusqu'à
présent nous nous sommes fait illusion sur
l'efficacité préservatrice de la vaccine ? Non,
sans doute.

Il est, en effet, bien démontré par les contre-épreuves, ou expériences incontestables et mille fois répétées sur des personnes de tout âge, de tout sexe, que l'on n'est jamais parvenu à leur communiquer la variole lorsqu'elles avaient été vaccinées, et que la vaccine avait parcouru régulièrement toutes ses périodes. »

Il n'est certainement aucun médecin qui n'ait eu l'occasion de remarquer quelquefois dans le cours de sa pratique de ces anomalies, de ces éruptions pustuleuses qui, se présentant avec des symptômes plus ou moins intenses, ont pu en imposer facilement au meilleur observateur, surtout dans le principe de la maladie, de même que dans les premières années de la connaissance de la vaccine, où ses phénomènes n'étaient pas aussi bien connus qu'à présent. Ce sont des erreurs de ce genre qui ont été si funestes au succès de cette belle découverte, et qui empêchent encore aujourd'hui les habitans de la campagne d'y soumettre leurs enfans. Dans quelques circonstances, fort rares à la vérité, l'on remarque des pustules qui peuvent très-bien tromper les sens par leur apparence extérieure ; mais, pour peu que le médecin soit praticien et observateur, il aura bientôt

distingué la différence des maladies , soit par
les symptômes des diverses périodes de chacune d'elles , soit par le *facies* des pustules.
En effet la pustule de la varicelle ne contient
jamais qu'une liqueur lymphatique assez limpide , et jamais un véritable pus comme celle
de la variole , qui est une matière toujours
épaisse et capable de développer de graves
accidens , si elle est absorbée et qu'elle rentre
dans la circulation. D'ailleurs les périodes de la
variole sont toujours plus intenses et plus
prolongées , au lieu que celles de la varicelle
sont bénignes et passagères , et que les pustules de celle-ci ne laissent jamais après elles
des marques sensibles à la peau , parce que
la matière qu'elles renferment n'est pas aussi
acre, et n'a pas le temps de la creuser comme
dans la petite vérole. Mais aucune de toutes
les affections exanthématiques qui pourraient
compliquer la vaccine, n'est plus simple qu'elle,
et n'a la marche plus constante, plus régulière, ni plus conforme dans ses périodes, et
rien ne peut déranger cette marche , ni alté-
rer la nature de sa vertu préservatrice ; et
quoique , dans quelques circonstances, la vaccine puisse se trouver enrayée ou contrariée
par quelque cause étrangère que ce soit, son

cours reste le même , et rien ne peut déranger ni empêcher la direction de ses mouvemens salutaires contre la petite vérole.

Dans le courant de l'été de 1818 , j'ai
eu occasion de remarquer une complication
assez curieuse pour la faire connaître , chez
une petite fille de sept à huit ans , qui se
trouvait affectée en même temps de la petite vérole et de la varicelle : et si , dans cette
complication, je n'ai pas pu d'abord distinguer
les boutons de l'une et de l'autre maladies pendant la première période , dans la seconde au
moins j'ai parfaitement reconnu la différence
qui existe dans les pustules de chacune, car les
pustules de la varicelle n'existaient déjà plus,
tandis que celles de la variole étaient demeurées stationnaires et plus confluentes. J'ai remarqué d'ailleurs que les symptômes qui se
compliquaient quelquefois , étaient différens ,
soit dans leur marche , soit dans leurs périodes , et ne concordaient pas toujours ensemble. J'ai encore pu observer que les pustules de la petite vérole laissaient après leur
chute des marques sensibles à la peau , pendant que celles de la vérolette n'ont laissé
aucune impression après leur dessiccation.
Ces deux exanthêmes , dont l'union est assez

rare, ou n'est pas assez bien observée, développèrent dans le principe des accidens très-
graves, et se terminèrent néanmoins favorablement, sans autres moyens thérapeutiques que la moutarde aux pieds et une abondante boisson d'orge, de chiendent, du miel
et la racine de patience, bouillis dans une
pinte d'eau. La convalescence fut heureuse,
quoique prolongée par des écarts dans le régime. L'union de ces deux maladies sur le même
sujet a servi encore à me démontrer le peu
d'identité qui existe entre ces affections, bien
différentes, quand on les envisage avec des
yeux observateurs, sans prévention, et qu'on
ne les voit pas pour la première fois.

Le fait de l'observation que je viens de rapporter, est infiniment plus rare que celui de
voir la petite vérole accompagner la vaccine,
et vice versâ. Si quelquefois, dans une contagion variolique, j'ai préservé des enfans
de cette cruelle maladie par la prompte inoculation de la vaccine, d'autres fois j'ai vu
la petite vérole se manifester aussitôt que les
boutons vaccins, précéder même leur développement, enfin les deux affections parcourir
ensemble toutes leurs périodes ; et ce que j'ai
été à même d'observer en ce genre, me sem-

ble mériter d'être connu. Je n'ai pas seulement vu la vaccine et la variole marcher de
pair dans leurs périodes, et reconnu leurs
symptômes plus doux et plus bénins ; mais
presque toujours j'ai remarqué les pustules de la vaccine plus développées, plus
gorgées et toujours régulières dans leur marche, pendant que celles de la variole étaient
discrètes et en plus petit nombre ; ce qui
viendrait à l'appui de ce qu'ont avancé quelques médecins observateurs, que la vaccine
adoucissait les symptômes de la petite vérole.

L'automne dernière, à Valence, dans le
quartier de la Citadelle, voulant préserver
deux sœurs de la petite vérole, je les vaccinai par croûte ; mais la vaccine n'ayant
pris qu'à la plus jeune, la maladie, dans celle-
ci, parcourut toutes ses périodes naturelles,
de concert avec la variole, et cette fille fut
infiniment moins malade que sa sœur plus âgée
de quinze mois, qui n'avait que la variole,
et qui a essuyé, outre une ophtalmie et plusieurs taches sur les yeux, une convalescence
plus longue et plus incertaine. Ces deux petites filles n'ont cessé de coucher ensemble
pendant tout le cours de cette maladie.

Je pourrais rapporter un plus grand nom-

bre de faits pareils ; mais je pense que ceux-
là suffisent pour prouver , d'une part, que la
variole et la vérolette sont susceptibles d'exister ensemble sur le même individu ; et, d'une
autre part, que la vaccine ne fait qu'adoucir
les symptômes varioliques quand ils marchent
de pair sur le même sujet. Ainsi tout sert à
confirmer que la vaccine est toujours un excellent remède , même dans la contagion de
la petite vérole , soit pour en atténuer les
symptômes et en adoucir les accidens , soit
comme un moyen propre à l'empêcher de
devenir plus dangereuse par l'inoculation de
la vaccine.

Parmi un grand nombre d'exemples que je
pourrais citer en preuve de la contagion de
la vérolette, je rapporterai les observations
suivantes. Vers la fin de juin 1819, le fils de
M. C., celui de M. G. et mon petit-fils, tous
âgés de cinq à sept ans, et allant à la même
école, le premier éprouva une éruption pustuleuse disséminée sur tout le corps, et ses
parens le gardèrent quelques jours chez eux ;
non qu'il fût plus malade , car il ne fut soumis
à aucun régime, mais pour lui laisser un peu
de repos. Trois jours après , mon petit-fils re-
vint de l'école, le corps tout couvert des mêmes

pustules , et, sans être malade , il demeura
quelques jours chez moi, n'observant aucun
régime; seulement les yeux étaient un peu rouges et les paupières tuméfiées. Enfin, peu de
jours après , le fils de M. G. essuya les mêmes symptômes que les deux premiers. Ces
trois enfans , et un très-grand nombre d'autres de la même école, ont éprouvé les mêmes phénomènes , et leur indisposition ne
s'est pas prolongée au-delà de cinq à sept
jours au plus ; aucun n'a tenu le lit, et la
plupart d'entre eux n'ont pas cessé de suivre
leurs classes. Tous avaient été vaccinés quelques années auparavant.

Quoique j'eusse une parfaite connaissance
de cette affection, néanmoins je voulus essayer
quelques expériences avec le fluide que les
pustules de cette éruption renfermaient. Pour
cet effet, j'inoculai quatre enfans, dont deux
à la mamelle , par trois piqûres à chaque
bras; et, malgré que j'eusse apporté dans
cette opération tout le soin et toute l'attention dont j'étais capable, il n'en résulta aucun bouton, ni la moindre indisposition dans
ces enfans. Quelques mois après, les deux
plus jeunes furent vaccinés de bras à bras,
et la maladie parcourut régulièrement sa

marche naturelle : les deux autres l'avaient
été précédemment.

Toutes les années un très-grand nombre
d'enfans des deux sexes, tant de la ville que
de la campagne , éprouvent l'éruption de la
varicelle, parmi lesquels il s'en trouve parfois qui ont la variole, ce qui a fait souvent
confondre les deux maladies ; mais heureuse-
ment quelques personnes plus attentives sa-
vent déjà en faire la différence ; d'autres ont
la précaution d'appeler un médecin, pour peu
que la maladie se prolonge. Cet été encore
la vérolette a été très-répandue, mais aucun
sujet, à ma connaissance, n'a succombé. Un
moindre nombre a éprouvé les phénomènes
de la petite vérole : quelques enfans sont res-
tés estropiés , infirmes, ou en sont encore malades ; quelques autres ont succombé , et deux
jeunes filles se trouvent monstrueusement dé-
figurées par cette cruelle maladie, ainsi que
plusieurs enfans de la ville et de la campagne ; un de ces derniers porte à l'œil gauche un staphylôme qui lui ôte presque la
vue.

Avant de terminer nos réflexions sur les
trois maladies dont nous venons de parler , et
pour empêcher que désormais on ne les voie

confondues entre elles, on peut encore les distinguer par les signes suivans. La vaccine
qui survient aux sujets qui trayent les vaches,
appelée *cow-pox* par les Anglais, ne les rend
jamais malades ; et la fièvre légère, qui est
de rigueur pour le succès de la vaccine, ne
les empêche point de vaquer à leurs occupations : ceux qui en sont inoculés, n'observent également aucun régime, et ne font usage
d'aucun remède. C'est en suivant cet exemple, c'est en renchérissant, par des expériences mille fois répétées sur des individus
de tout âge, de tout sexe, que l'on est parvenu
à reconnaître toute la bonté de la vaccine,
qui sera toujours la plus précieuse découverte qui ait été faite pour le soulagement du
genre humain. Qu'on se rappelle tout ce qui
a été dit de la petite vérole, qu'on fasse une
comparaison juste, et l'on verra qu'il n'y a pas
à balancer, puisque cette maladie afflige pour
toujours, si elle ne cause pas la mort. Quant à
la varicelle, elle n'a d'autre inconvénient que
celui, pourtant assez grave, d'être prise pour
la variole, attendu qu'elle se développe quelquefois après la vaccination et avec des caractères souvent trompeurs (*). Sur ce point,

_____

(*) Si, ordinairement, les pustules de la vérolette ne

comme sur tant d'autres, elle devient donc fort contraire à la vaccine, la plus simple et la plus bénigne des maladies.

Ainsi la vaccine étant reconnue l'antidote de la petite vérole, il faut s'en servir pour la faire disparaître à jamais.

Sous la présidence de M. le docteur Niel, un Rapport de la Société royale de Médecine de Marseille a dit : « Dès que la vaccine parut, tous les hommes de l'art l'accueillirent avec enthousiasme ; mais nulle part elle ne trouva de partisans plus dévoués qu'à Marseille. Grâce au zèle dés membres de la Société de médecine ; grâce à l'impulsion que donnèrent les inoculateurs en crédit, un succès général et complet couronna notre entreprise. Ce qui ne s'est vu nulle part, la petite vérole fut chassée de Marseille pendant cinq ans. »

Si, comme on le voit, la petite vérole est

---

laissent après elles aucune marque de leur existence, je puis assurer que j'ai remarqué chez deux enfans qui avaient essuyé cette affection, les traces de ses pustules par deux cicatrices assez profondes pour être prises pour des cicatrices d'ancienne petite vérole ; mais on peut les reconnaître en ce qu'elles sont moins creusées et moins lisses que celles de la variole, qui sont plus larges, plus profondes, et pas toujours régulières.

demeurée cinq ans sans se montrer dans une
ville aussi populeuse que celle de Marseille,
elle peut rester un plus grand nombre d'années sans reparaître, et finir par ne plus
se montrer jamais, non-seulement dans le
Midi et dans toute la France, mais dans toute
l'Europe généralement. Ainsi formons des
vœux, disposons tous les esprits aussi favorablement que nous le pourrons, pour chercher
à anéantir cette cruelle maladie, et la chasser
pour toujours de notre royaume, afin que sa
présence ne soit plus la terreur des familles,
le fléau de la population, et que nous puissions
dire, avec un auteur moderne (*) : « Bientôt,
il faut l'espérer, le jeune médecin qui voudra
étudier sur la nature vivante les caractères
de la petite vérole, sera forcé de quitter l'Europe, ou tout au moins de se transporter dans
ces lieux où les préjugés parviendront, pendant quelque temps encore, à imposer si-
lence à la voix de la raison. »

_____

(*) M. Prunelle. — *Revue médicale*, 1.re année, 1.re
livraison.

SECONDE PARTIE.

APRÈS avoir fait connaître la différence qui existe entre la vaccine, la variole et la varicelle ou petite vérole volante, il me reste à parler de la différence qui se trouve entre la vraie et la fausse vaccine ; de la cure que la vaccine opère sur plusieurs maladies particulières à quelques sujets; du mode à suivre pour obtenir une bonne vaccine, et pour se préserver de celle qui n'est qu'éphémère ; mode qui est rendu sensible par des phénomènes propres à chacune d'elles, et par un procédé à la portée de tout le monde.

La vaccine est un riche présent du ciel ; une salutaire découverte pour l'humanité, puisqu'elle préserve de la plus cruelle des maladies. Remercions la Providence d'avoir produit l'immortel JENNER, qui, le premier, en a fait connaître tous les effets spécifiques contre la variole. Grâces soient rendues à ce célèbre praticien, à ce véritable observateur ! désirons que chaque compagnie savante fasse graver son nom sur l'airain, pour qu'il arrive au temple de l'immortalité ! Grâces soient rendues à tous les hommes qui consacrent

5

leurs veilles et leurs soins à la propagation
de la vaccine et à la destruction complète du
plus terrible des fléaux, celui de la petite
vérole ! enfin que les généreux Ministres de
la foi catholique et ceux du culte protestant qui y ont contribué de tout leur pouvoir,
reçoivent ici nos remercîmens pour ce qu'ils
ont fait et ce qu'ils feront encore, n'en doutons pas, pour le succès et la propagation
de la vaccine.

Quoique la vaccine soit connue par ses effets,
il y a beaucoup à observer encore, pour avoir
de cette maladie une parfaite connaissance,
soit dans les phénomènes qui lui sont particuliers, soit dans ceux qui lui sont absolu-
ment étrangers, et qui la simulent quelquefois, puisque la vaccine ne présente dans
sa marche naturelle que les symptômes les
plus simples et les plus bénins. Mais, pour
que la vaccine ait toute sa vertu préservatrice, il faut l'existence de deux sortes d'actions ; l'une extérieure, c'est le bouton vaccin ; l'autre intérieure et générale, c'est le
rigor, qui ne peut être bien appréciée que
par le médecin. Ainsi, comme je viens de le
faire pressentir, ces deux actes d'une même
cause, diffèrent par leur siége et leur carac-

tère ; car la vertu préservatrice de la vaccine
se trouve dans ces deux modes d'actions. En
effet, ces deux mouvemens de la nature de
la vaccine sont d'autant plus nécessaires, qu'on
ne les remarque jamais, ou seulement d'une
manière irrégulière, dans la fausse vaccine,
dans la pustule qui n'a pas la vertu de préserver de la terrible maladie que je cherche
à combattre.

Dans la fausse pustule on ne remarque rien
de semblable, et si quelquefois l'irritation
locale, ou toute autre cause, développe un
dérangement dans les fonctions, avec chaleur
générale, accélération dans la circulation chez
le sujet vacciné, le médecin doit savoir l'apprécier à sa juste valeur, puisque cette fièvre n'est qu'éphémère, comme la pustule qui
l'a déterminée.

Le peuple, et surtout l'habitant de la campagne, ne juge que par ce qu'il voit, et non
pas toujours par ce qui doit exister, et qui
souvent n'est pas à sa portée. Si donc il aper-
çoit des pustules à la suite d'une vaccination,
ses sens sont satisfaits, et il asseoit son jugement, sans pousser plus loin son examen.
Cependant un grand nombre d'exemples a
démontré que des sujets ayant été soumis à

l'inoculation, n'ont point été préservés dans tous les cas par ces pustules : des faits nombreux, dont quelques-uns me sont particuliers, viendront à l'appui de cette assertion. En effet, des parens m'ont assuré que leurs enfans avaient eu la petite vérole, quoique très-souvent ils n'eussent éprouvé que la vérolette, qui avait été prise pour la variole ; d'autres fois qu'ils avaient été vaccinés, tandis qu'ils n'avaient eu que des pustules éphémères, et ils vivaient dans une parfaite confiance. Mais quand j'examinais les endroits piqués lors de l'inoculation, ou les parties sur lesquelles avaient paru les pustules, je ne distinguais aucune trace de leur existence ni de leur cicatrice ; et si quelquefois il m'arrivait d'observer la marque d'un ou de plusieurs boutons, soit vaccins, soit varioliques, d'autres fois je ne remarquais qu'une ou plusieurs larges cicatrices plus ou moins difformes, qui annonçaient plutôt la suite d'un ulcère ou d'une ancienne tumeur, que la dépression ou la place d'une véritable pustule de vaccine : ce sont, en effet, deux circonstances qu'il est nécessaire de signaler pour l'intérêt de cette précieuse découverte ; car très-souvent les parens prennent pour petite vérole des pustules qui appartiennent à la varicelle, ou de fausses pustules pour des pustules de bonne vaccine ; et souvent aussi je les ai vus se tromper, et prendre pour la variole des éruptions cutanées disséminées çà et là : dans tous ces cas, l'examen d'un médecin devient nécessaire, pour savoir apprécier ces diverses éruptions.

« Pour bien saisir le véritable caractère et les effets spécifiques de la vaccine (*Discours de M. le professeur Chaussier ; déjà cité dans la première Partie*), il faut distinguer dans sa marche deux modes d'actions différentes par leur siége et les phénomènes qui les caractérisent ; l'une, *première*, locale, extérieure, et que tout le monde peut facilement apercevoir, est déterminée par les piqûres de l'inoculation ; elle commence avec le développement des boutons, et se termine complétement à leur dessiccation, à la chûte des croûtes ; ce qui a généralement lieu le vingtième jour : l'autre, *secondaire*, intérieure, générale, que le médecin seul peut bien observer et apprécier, est déterminée par l'absorption qui s'opère du virus secrété dans les boutons vaccins ; elle commence le sixième ou huitième jour après l'inoculation ; quelque-

fois elle est caractérisée par un certain mal-
aise, un sentiment de fatigue, une augmentation de chaleur, avec fièvre, soif, pesanteur ou douleur de tête, gonflement, sensi-
bilité douloureuse des ganglions lymphatiques
de la partie vaccinée, etc. ; mais le plus ordinairement ces phénomènes sont si légers, si
peu prononcés, que l'affection semble, aux
yeux du vulgaire, bornée au travail local.
Cependant, si l'on observe avec attention
l'état des vaccinés, on reconnaîtra par l'am-
plitude du pouls, la mollesse de la peau,
l'augmentation de la perspiration, la tendance
à la sueur, la nature des urines et des autres
excrétions, que toujours il s'opère, quoique
d'une manière peu sensible, un mouvement
général, un changement dans l'état des solides ; et, ce qu'il importe de bien remarquer,
cette action intérieure, qui seule constitue la
propriété préservatrice de la vaccine, se prolonge et subsiste plus ou moins long-temps
après la dessiccation et la chûte des croûtes
vaccinales. »

Tous ces phénomènes sont particuliers à la
véritable pustule de la vaccine : cherchons,
par des signes relatifs à la vraie et à la fausse
pustules, à faire connaître la différence qui

sépare ces deux maladies l'une de l'autre, puisqu'elles diffèrent aussi essentiellement dans
leur forme et leur qualité.

Si d'abord je passe à la connaissance des
boutons ou pustules qui se développent après
l'insertion du virus vaccin, je reconnaîtrai
quelquefois deux espèces de pustules, les
unes vraies et préservatrices, les autres fausses et éphémères. Le plus souvent elles sont
de bonne qualité, mais encore faut-il savoir
les distinguer, pour ne point les confondre ;
et quoiqu'on procède de diverses manières
à cette insertion, elles ont toutes le même
but, celui de déterminer des boutons pus-
tuleux qui aient la vertu de préserver de
la petite vérole. Le nom de vaccination ou
d'inoculation de la vaccine qu'on donne à
cette simple opération, fait déjà connaître
que la vaccine n'est point une maladie qui
survienne spontanément comme la variole et
la varicelle ; mais une légère affection qu'on
oppose à la plus grave et à la plus cruelle de
toutes. Du quatrième au sixième jour après
l'insertion du virus sous l'épiderme d'un sujet
de tout âge, et de l'un comme de l'autre sexe,
il se développe ordinairement autant de boutons qu'il y a eu de piqûres ; mais il est à

remarquer que les boutons qui en résultent
n'ont pas tous ni toujours la même propriété ;
et si ordinairement ils ont les qualités requi-
ses, quelquefois ils n'ont aucune vertu. Fai-
sons connaître les principales causes qui déterminent cette différence, pour qu'à l'avenir
ces deux maladies ne soient plus confondues
dans la pratique ; car toute erreur dans la forme
ou la vertu des pustules, a peut-être été plus
préjudiciable à la vaccine que la vérolette.

Les causes qui ont le plus contribué à propager la fausse vaccine, sont dans le mode d'opérer l'insertion du virus. Comme on ne peut pas
toujours vacciner de bras à bras, ce qui est sans
contredit la méthode la plus sûre et la plus
propre à communiquer la bonne vaccine, que
très-souvent l'on est forcé d'y procéder par des
croûtes préparées de diverses manières, ou par
des tubes capillaires ; du fil imprégné de suc
vaccin, etc. D'ailleurs l'expérience a démontré, et les médecins l'ont observé, qu'il existait parfois des pustules de fausse vaccine ; et
si quelquefois ils les ont remarquées parmi
les véritables, d'autres fois ils les ont découvertes seules sur des sujets vaccinés. Dans
ce dernier cas, elles sont d'autant plus nuisibles, qu'elles ont été très-souvent prises pour

de véritables , et ont empêché qu'on ne se sou-
mît de nouveau au préservatif. Cette différence dans les pustules est , comme on le voit ,
bien essentielle à connaître , puisque la propriété préservatrice ne se trouve que dans
celles qui sont reconnues vraies. Cette connaissance du *facies* , de l'extérieur des pustules ,
exige un plus grand développement, pour être
mise à la portée de tout le monde : c'est de
quoi je vais m'occuper.

Outre que la véritable pustule vaccinale a
des périodes marquées et naturelles , particulières à sa qualité préservatrice , elle présente
encore d'autres phénomènes sensibles aux regards. La pustule vaccinale s'offre toujours
régulière dans sa forme et dans sa marche ,
en se montrant du 4.ᵉ au 5.ᵉ jour de l'insertion , par une petite marque rose ou rougeâ-
tre , qui va toujours croissant jusqu'au 8.ᵉ ,
époque où elle présente un cercle argentin en
forme de bourrelet , qui s'élève , s'élargit et
devient d'un blanc satiné vers ses bords plus
gorgés ; mais ce qui, pour l'ordinaire , en carac-
térise extérieurement la bonne qualité , c'est un
point gris , ou plus ou moins brunâtre , qu'on
remarque au centre , sensiblement déprimé , de
la pustule plus ou moins gonflée. Au 9.ᵉ ou

10.ᵉ jour, et quelquefois dès le 8.ᵉ, une ou plusieurs aréoles se font remarquer autour de la pustule, et diminuent bientôt, en laissant prendre à cette pustule tout le caractère de la dessiccation qui lui convient, pour tomber plus ou moins de jours après. Quelquefois cette pustule fait place à une croûte folliculaire, qui, tombant de même, amène la cicatrice qui forme une faible dépression unie ou rugueuse, et remarquable pour toujours. Tous ces phénomènes sont extérieurs et sensibles à la vue ; mais ils n'ont jamais lieu sans quelques légers accès fébriles et un trouble général, ainsi que je l'ai dit plus haut.

Dans la véritable vaccine, rien ne se montre dans l'endroit piqué et irrité le second ni le troisième jour de l'insertion ; mais ordinairement le quatrième une légère trace rose se fait apercevoir ; d'autres fois c'est un petit point rouge légèrement foncé ; et si l'on presse faiblement la partie affectée, avec l'extrémité de l'index et le pouce, on sent une dureté sous l'épiderme. Dès le 5.ᵉ jour le bouton devient plus rouge, plus animé, il gagne un peu en largeur ; au 6.ᵉ le bouton est plus marqué ; un cercle de couleur satinée forme déjà un léger bourrelet, qui s'élève au-dessus

de la peau, laissant remarquer au centre une
faible dépression d'un gris brunâtre, qui est
le lieu de la piqûre ; le 7.ᵉ jour le bouton
augmente encore, et le 8.ᵉ il est arrivé à sa
maturité. C'est à cette époque que la pustule
renferme une liqueur parfaitement limpide,
et propre à propager, par insertion, la maladie dont il s'agit : on en remplit des tubes (*), on en garnit des carrés de verre,
on en imbibe des fils ou d'autres tissus, qui
sont envoyés au loin, ou conservés pour la
saison suivante, etc. Il est quelques médecins
qui conseillent de prendre le vaccin dès le
6.ᵉ ou 7.ᵉ jour de l'inoculation ; mais j'ai remarqué qu'alors le fluide vaccinique n'est point
assez mûr, et qu'il peut faire manquer l'opération : cependant il est quelquefois possible
de vacciner à cette époque ; mais c'est lorsque
la vaccine est prématurée et les périodes
avancées.

Du 8.ᵉ au 10.ᵉ jour la tumeur pustuleuse
s'accroît graduellement vers ses bords, à mesure que la rougeur et la dureté s'étendent

(*) On peut se procurer de ces tubes capillaires vides
ou pleins de suc vaccin, à Paris, chez M. *Perrot*, rue
du Battoir-Saint-André-des-Arcs, n.° 1.

davantage, en formant une ou plusieurs aréoles autour, et comme érysipélateuses, dures, rémittentes et très-sensibles au toucher. Quelquefois à cette époque le sujet vacciné éprouve de la douleur, et les glandes des aisselles se tuméfient, en devenant plus ou moins douloureuses. C'est alors qu'une fièvre devient plus ou moins sensible, et quelquefois assez intense ; mais elle ne dure ordinairement qu'un et rarement deux jours ; et si, le plus souvent, elle se fait à peine sentir, il arrive dans quelques circonstances, rares à la vérité, que cette fièvre est augmentée, à raison de ce que les aréoles de chaque pustule se confondant, forment une assez forte inflammation qui tuméfie tout le bras ; mais elle est toujours de courte durée. Tous ces phénomènes se terminent en un ou deux jours, rarement davantage, et communément ils sont à peine sensibles.

Si quelquefois la vaccine est tardive dans sa première période, qui comprend les 3 ou 4 premiers jours après l'insertion, et qu'on appelle période d'inertie ou d'insertion, elle est ordinairement plus régulière dans les deux dernières : la seconde, dite d'inflammation ou de paroxysme, ne dure que 4 ou 5 jours : la dernière, ou celle de dessiccation, se pro-

longe quelquefois jusqu'à 6 et 10 jours ; les
croûtes tombent ordinairement du 18.ᵉ au 25.ᵉ,
et si quelquefois elles font place à d'autres plus
légères et sans vertu, celles-ci tombent peu
à peu par écailles. Lorsque ces premières
croûtes n'ont point été piquées ni déchi-
rées, elles peuvent être conservées six
mois et même plusieurs années , sans perdre leur vertu pour la propagation de la vaccine, pourvu qu'elles aient été garanties de
toute action vive (*).

La vaccine, comme toutes les maladies régulières et essentielles, a, ainsi qu'on vient
de le voir, trois périodes marquées, et chacune a des symptômes qui lui sont particuliers; mais si toujours les périodes caractérisent
la maladie, elles ne sont pas toujours régulliè-
res, attendu que chaque période peut éprouver

(*) Pour que ces croûtes conservent le virus vaccin
et leur propriété préservatrice, il faut les garder avec
soin bien enveloppées de coton cardé , les préserver des
grandes chaleurs , de l'action du soleil, des odeurs fortes,
du froid excessif, d'une trop grande humidité, de la
moisissure, etc. etc. Il m'est arrivé d'en conserver pulvé-
risées, dans un flacon de cristal fermé à l'éméri, pour
garantir cette poudre de l'action de l'air : la poudre la
plus pesante est la seule efficace.

des aberrations qu'on ne peut pas toujours pré-
voir, et la vaccine est susceptible quelquefois
de les éprouver : il devient donc nécessaire
de porter toute son attention sur tous les phénomènes essentiels qui caractérisent cette
affection, afin de la distinguer, non-seulement
dans ses véritables pustules, mais dans les
symptômes qui causent leur développement.

La véritable pustule vaccinale n'a pas quelquefois la même forme, ni toujours la même
grosseur, outre qu'elle peut varier, soit dans
son développement, soit dans le nombre sur le
même sujet, lequel peut avoir en même temps
de vraies et fausses pustules : il est essentiel
de savoir les distinguer ; et quoiqu'une seule
vraie suffise pour préserver de la variole, il faut
les signaler pour en connaître la différence. Il
m'est arrivé assez souvent, sur des sujets vaccinés, même de bras à bras, de remarquer
des pustules de fausse vaccine se développer
avec de véritables ; et si quelquefois elles en
imposent assez pour être confondues, la méprise n'est pas si dangereuse que quand elles
se trouvent seules, et qu'elles sont mécon-
nues; il est donc de rigueur de savoir les distinguer. D'ailleurs, pour peu qu'on y fasse
attention, on se convaincra facilement, d'après

le *facies* seul de la pustule, qu'elle n'a rien
de semblable à la fausse, et celle-là rien qui
ressemble à la vraie pustule vaccinale.

Dans la fausse vaccine, la pustule n'a aucune vertu contre la variole ; elle n'offre rien
de semblable à la vraie ; elle se montre quelquefois le jour même de l'insertion ; et dès le
lendemain ou surlendemain, on remarque une
croûte inégale plutôt qu'une vésicule, une
pustule, ordinairement plate, irrégulière dans
sa forme, qui fait des progrès en tous sens,
et qui d'ailleurs n'a aucune période marquée.
Si, le plus souvent, cette fausse pustule se
dessèche, pour tomber bientôt en totalité ou
par parcelles, et peu de jours après ; d'autres
fois elle se gonfle, s'enflamme, tuméfie la
partie, et les glandes d'alentour se gorgent,
en déterminant une fièvre plus ou moins sensible, mais ordinairement éphémère, et sa
durée est de 24, de 48 heures au plus. Dans
quelques circonstances la fausse pustule est
assez semblable à la vraie pustule pour être
confondue avec elle ; le médecin seul peut en
juger. Mais il arrive quelquefois que le pronostic est difficile à porter. Dans une telle
occurrence, il n'y a pas de demi-jugement,
et dans le doute, il faut vacciner de nouveau
huit ou dix jours après.

Le bouton vaccin peut éprouver des aberrations dans sa première ou seconde période,
et perdre toute sa vertu préservatrice contre
la variole, soit que les sujets vaccinés l'aient
ouvert en le grattant, soit qu'ils l'aient en-
traîné, ou déchiré, de toute autre manière qui
en ait dérangé la marche naturelle, et lui ait
ôté toute la qualité qu'il avait acquise primiti-
vement. Dans le doute, il ne faut point craindre de vacciner de nouveau, quoique le médecin puisse juger le cas. Il est cependant
des circonstances où la pustule de la vaccine,
quoiqu'altérée dans sa seconde période, peut
avoir acquis toute sa vertu, et préserver de
la variole ; mais il faut d'abord qu'elle ait
été reconnue vraie et de bonne qualité.

Si quelquefois on a remarqué des pustules
de vaccine dans les différentes parties du
corps non piquées, sur des enfans, plus ou
moins de temps après qu'ils ont été vaccinés, ce n'est point une aberration ni une
anomalie de la maladie, mais seulement un
effet provenant des enfans qui se sont inoculés eux-mêmes, en transportant le virus vaccin avec les ongles ou autrement, ainsi que
j'ai eu occasion de l'observer plusieurs fois.
Une petite fille de quatre ans, à laquelle

j'inoculai la vaccine par trois piqûres à chaque bras ; la conserva pendant plusieurs mois ;
en déchirant les boutons avec les ongles lorsqu'ils étaient à leur seconde ou troisième période ; d'abord aux parties sexuelles et à l'intérieur de la cuisse droite , puis au nez , à la
joue gauche et sur la poitrine ; et elle l'aurait
conservée plus long-temps encore , si l'on
n'eût pris la précaution de lui tenir les ongles coupés. Je pourrais rapporter un plus
grand nombre d'exemples de ce genre ; mais
je me borne à cette remarque , qui trouve
ici sa place , et qui fait voir à combien de
dangers et d'aberrations la vaccine est exposée ;
sans néanmoins changer de nature dans les
principes qui la caractérisent , toutes les fois
qu'elle sera parvenue à son développement
parfait , et aura acquis toutes les qualités
qui lui sont propres.

S'il arrive parfois , ainsi que j'ai eu lieu
de l'observer assez souvent , que la pustule
ne se fasse voir et reconnaître que le 8.ᵉ ,
10.ᵉ ou 15.ᵉ jour après l'insertion , et quelquefois plus tard encore , il ne faut pas pour
cela penser que la vaccine n'a aucune vertu
préservatrice ; car je pourrais rapporter plusieurs exemples de vaccine tardive , et je ne

suis pas le seul praticien qui ait observé ce
retard du développement du virus vaccin. Si
alors, comme dans d'autres circonstances, il
arrive qu'on ne remarque que des pustules
éphémères, le plus souvent c'est une vraie et
véritable pustule de vaccine, qui suit dès-
lors sa marche naturelle et toutes les périodes qui en caractérisent la bonne qualité. Mais
s'il arrive que ce développement tardif de la
pustule ne puisse permettre qu'un pronostic
incertain, dans le doute le plus léger il faut
risquer une seconde, une troisième vaccination ; et, dans ce cas comme dans beaucoup
d'autres, c'est le seul moyen de garantir les
sujets d'un état de la peste variolique ; car la
vaccine, ce spécifique puissant, n'est plus un
mot vide de sens, c'est un remède par excellence contre la plus cruelle maladie, et qui
n'a pas seulement la vertu de faire respecter
les traits de la figure, de fortifier la santé,
de guérir quelques affections particulières, et
d'empêcher le corps d'être difforme et hideux,
mais encore d'accroître la population, de donner un esprit sain et un meilleur caractère (*).

_____

(*) En effet, on ne peut disconvenir que les symptômes plus ou moins graves et méchans de la petite vérole,
ne changent le caractère des malades en mal.

Toutes ces propriétés de la vaccine, ainsi que sa vertu contre la variole, sont bien démontrées par les contre-épreuves et les expériences mille et mille fois répétées dans toutes les circonstances les moins douteuses ; et pour preuve de ce que j'avance, je vais emprunter, comme je l'ai déjà fait plus haut, les propres expressions d'un professeur que je ne saurais trop citer.

« Ne voit-on pas chaque jour des mères, des nourrices qui ont été vaccinées depuis 15 et 20 ans, soigner des enfans attaqués de la variole la plus abondante, la plus grave, et leur donner le sein, vivre au milieu d'une atmosphère variolique, et cependant ne jamais contracter la variole ? Des faits aussi frappans sont assurément bien propres à établir, de la manière la plus positive, l'efficacité préservatrice de la vaccine (*). Et quand,

---

(*) Outre un très-grand nombre d'exemples que je pourrais rapporter des contre-épreuves qui ont été faites, je citerai celles-ci prises dans l'ouvrage déjà mentionné du Comité de vaccine, où M. Bonnet dit avoir vacciné un enfant de sept mois. Le 4.ᵉ jour, la mère, qui le nourrissait, contracte la petite vérole ; l'enfant la tette jusqu'au 9.ᵉ jour de sa maladie ; elle meurt le 11.ᵉ, et l'enfant n'est pas atteint de la maladie à laquelle sa malheu-

à la suite d'une vaccination, on voit, après un temps plus ou moins long, survenir une éruption pustuleuse, ou quelqu'autre affection analogue ; quand l'aptitude à contracter la variole n'a point été entièrement détruite, il faut nécessairement en attribuer la cause à quelque anomalie de la constitution, à quelques circonstances particulières ou individuelles, qui auront empêché ou arrêté le développement régulier et complet de la vaccine. Mais observons les faits, assurons-en la certitude par des expériences multipliées, et gardons-nous d'en chercher l'explication ; elle pourrait nous égarer. Les phénomènes de l'organisme animal sont si complexes, si délicats, que souvent on ne parvient à les connaître que par leurs effets, par leur comparaison avec d'autres faits analogues. Ainsi, en considérant la révolution successive des âges, nous voyons, comme l'a dit Hippocrate, qu'en

---

reuse mère succombe. Un père mourut de la variole au milieu de sa famille vaccinée, qui ne cessa de lui prodiguer tous ses soins, sans en être incommodée. Tout récemment j'ai soigné de la petite vérole une petite fille de sept ans, ainsi qu'un petit garçon de cinq, qui a succombé, lesquels ont été gardés et visités par nombre d'autres vaccinés, qui n'ont point contracté la variole, etc.

changeant l'état des solides constitutifs, qu'en
leur donnant une énergie nouvelle, la puberté
guérit les maladies de l'enfance ; mais aussi,
remarquons-le bien, si le développement de
la puberté a été incomplet, s'il a été arrêté,
perverti par des abus ou quelques circonstances particulières, la disposition primitive
n'est pas changée, ou l'est incomplètement ;
les maladies de l'enfance persistent, ou sont
seulement plus ou moins modifiées. Il en est
de même de la vaccine ; quoique toujours
cette affection soit douce, bénigne et se termine spontanément de la manière la plus heureuse, on ne doit cependant pas la négliger
entièrement, ainsi que l'affectent quelques
personnes qui se contentent de faire quelques
piqûres, et de s'assurer du développement
des boutons vaccins ; mais, comme on a tâché
de le faire sentir, l'efficacité préservatrice de
la vaccine consiste essentiellement dans cette
action secondaire, ce travail général et intérieur, qui est la suite et l'effet de l'inoculation ; il importe donc d'en observer la marche exactement. Presque toujours, ainsi que
dans la puberté, la nature se suffit seule, et,
sans effort, elle fait tout ce qu'il convient ; il
ne s'agit alors que d'éloigner, d'écarter tout

ce qui pourrait pervertir ou contrarier le
cours, la direction de ses mouvemens salutaires ; mais il peut arriver, soit par une
disposition particulière de la constitution, soit
par la multiplicité des piqûres d'insertion qui
ont été pratiquées, soit par l'excès de l'irritation ou de l'inflammation locale, que le
mouvement d'élaboration intérieure et générale soit tumultueux et trop vif, comme
on l'observe parfois dans les enfans délicats ;
il faut alors le modifier : d'autres fois, au
contraire, l'enfant est faible, languissant, et
il convient de le soutenir, de l'exciter. En
considérant ainsi la marche, l'effet de la vaccine, non-seulement on en assure la propriété
préservatrice, mais encore le médecin observateur peut, en quelque sorte et à son gré,
la diriger, en profiter, pour déterminer un
changement avantageux dans la constitution,
et détruire ou amener la solution de quelques
affections chroniques, cutanées ou lymphatiques, qui jusqu'alors avaient résisté aux différens moyens curatifs.

» Les faits sur ce point de pratique sont si
nombreux, si bien connus, qu'il suffit de les
rappeler. Il nous paraît donc suffisamment démontré que ces diverses affections, que ces

éruptions anomales qui surviennent quelquefois après la vaccine , et qu'on lui attribue si
gratuitement , dépendent uniquement , ou
d'une disposition particulière des individus ,
ou plus souvent encore de quelques abus , de
quelques erreurs ou accidens qui auront arrêté
la marche régulière et complète de la vaccine. »

Toutes ces remarques sont si précises ,
qu'elles lèvent, pour ainsi dire , le voile de
la nature , et nous démontrent le bon esprit
du savant praticien qui nous les présente.
« Que de faits, poursuit le même auteur,
que d'observations nous pourrions ajouter !
Mais nous pensons en avoir dit assez pour
faire sentir et apercevoir le véritable point
de vue sous lequel il importe de considérer
la vaccine. » En effet , on ne peut rien dire
de plus positif et de plus naturel sur la maladie dont il est ici question , car c'est en peu
de mots faire connaître tout ce qu'il convient
de savoir (*) sur les phénomènes qui consti-

_____

(*) Voir, pour plus de détails , les ouvrages de MM.
Husson, Percy, Bertholet, Hallé, Chaussier, Bau-
mes, etc. ; du docteur Krauss, de 552 pages, imprimé
à Nuremberg en 1820.

tuent la vaccine, sur son véritable caractère
et sur la vraie manière de l'envisager, soit
qu'on la considère comme une maladie, soit
qu'on la regarde comme un remède : comme
maladie, elle a ses symptômes, mais ils sont
toujours simples, sans accidens, et toujours
ils se terminent favorablement : comme remède, c'est un spécifique puissant pour
combattre victorieusement la plus cruelle et
la plus meurtrière des maladies ; car l'expérience a démontré que la vaccine ne développe jamais le moindre inconvénient qui lui
soit particulier ; et le même auteur termine
ainsi son discours : « Loin de chercher à pal-
lier, à dissimuler les faits que l'on allègue,
les objections que l'on répète encore contre
la vaccine, le Comité central, qui n'a d'autre
objet que l'amour de la vérité et du bien public, les recherche avec soin, les examine
avec impartialité ; il ne craint point de les
présenter publiquement, de les soumettre à
la méditation des médecins ; il espère ainsi,
par la continuité de ses travaux, mériter la
protection du Gouvernement, l'estime de ses
nombreux collaborateurs et la confiance du
public. » Oui, c'est en faisant connaître la
vérité, c'est en signalant tous les bienfaits de

la vaccine, de même que ses aberrations, qu'on pourra parvenir à la faire connaître mieux encore, et à décider les personnes indifférentes sur sa propriété, à la pratiquer et à la faire pratiquer, puisqu'elle ne se développe point spontanément, et qu'il faut en opérer l'inoculation d'une manière ou d'autre.

D'après toutes ces considérations et beaucoup d'autres, il serait peu raisonnable de croire que toutes les personnes peuvent religieusement opérer les vaccinations, puisque la vaccine a des périodes qui ont chacune leurs symptômes, que le médecin seul peut bien apprécier ; que d'ailleurs un petit nombre seulement sait en distinguer quelques phénomènes ; que dans beaucoup d'occasions on ne saisit pas toujours bien, et la circonstance et le temps favorables pour les inoculations, et qu'on néglige leurs véritables symptômes, lesquels en font toute la vertu préservatrice : comme aussi on n'a pas su préciser l'époque où le virus vaccin est propre à opérer sa révolution dans l'économie animale, et le moment où il cherche à combattre le virus variolique. C'est à l'oubli de toutes ces circonstances ou du moins de la plupart d'entre elles, que nous devons le grand nombre d'er-

reurs qui ont été si nuisibles à cette précieuse
découverte.

En effet, quoique l'inoculation de la vaccine ne soit pas une opération bien importante, peu de personnes peuvent facilement
distinguer ce qui lui est propre de ce qui lui
est étranger : elle mérite cependant quelque
attention et certaines connaissances ; cela est
si vrai que, malgré toutes les précautions et
la plus scrupuleuse attention, il se développe
de temps à autre des pustules de fausse vaccine, qui exigent d'être reconnues et appréciées. Ce défaut de connaissance est tellement
contraire à la vaccine, que j'ai vu une personne fort charitable d'ailleurs, et qui se mêle
de vacciner, prendre les pustules d'une petite vérole discrète pour des pustules de vaccine : la même erreur a été commise par une
accoucheuse de cette ville, il y a quelques années. Une autre personne qui exerce la médecine avec génie, n'a pu distinguer la véritable
pustule vaccinale de la fausse, sur un enfant
qui avait été vacciné par croûte : dans ce dernier cas, je l'avoue, il n'est pas aussi facile
de faire cette distinction, surtout lorsqu'on
ne fait qu'envisager le bouton, et qu'on néglige les autres phénomènes de la maladie, ou

qu'on ne sait pas toujours les apprécier. Au surplus, il faut avoir l'habitude de la chose pour la juger et porter son pronostic. Ainsi ce qui arrive à des médecins, à des accoucheuses, peut, à plus forte raison, arriver au peuple ; mais le médecin sait mieux distinguer l'espèce et la nature de la pustule, pour peu qu'il soit observateur. A cette erreur s'en rattachent encore d'autres aussi pernicieuses pour la vaccine ; ces boutons, quelquefois trompeurs, surtout quand ils ont quelque ressemblance avec ceux de la vérolette, ont été pris pour la variole, et d'autres fois pour de véritables pustules de la vaccine, tandis qu'elles n'étaient qu'éphémères, ou d'une autre affection. D'après toutes ces considérations, on ne saurait trop multiplier les signes qui font reconnaître la différence de ces diverses pustules, car c'est cette différence entre la vraie et la fausse pustules qui a encore été une des causes du peu de confiance du peuple dans cette précieuse découverte. Cette assertion se trouve confirmée par le bruit public et les réponses que font les parens, quand il s'agit de vacciner leurs enfans, parce que quelques-uns de ces enfans, après avoir été vaccinés, ayant essuyé les accidens plus ou moins

sensibles de ces pustules, prises pour de véritables, et ayant éprouvé la variole plus ou
moins long-temps après, ces circonstances les
ont portés à croire que la vaccine n'avait nulle
vertu pour préserver de cette cruelle maladie;
et si leur confiance ne s'est pas éteinte, elle
s'est au moins bien affaiblie.

Depuis quelques années, des médecins observateurs, qui ont senti ce grave inconvénient
pour la vaccine, ont cherché, d'abord par des
expériences sur ce sujet, et ensuite par des
écrits fort estimés, à faire connaître la différence qui sépare ces pustules, de nature et
de vertu si opposées, et que l'on peut facilement distinguer, en y portant toute l'attention
nécessaire, soit par la forme et la couleur de
ces pustules, soit par tous les autres phénomènes qui en caractérisent l'espèce et la qualité, soit enfin par tous les symptômes qui
leur sont particuliers, ou ceux qui les séparent, et que j'ai fait connaître plus haut. Mais
la plupart de ces remarques, qui peuvent être
faites par tout le monde, ne seront justement
appréciées que par le médecin habitué à faire
journellement des observations dans le cours
de sa pratique; j'ai cette conviction d'après
celles que j'ai faites souvent moi-même sur

des enfans qu'on avait crus préservés, parce
que des pustules irrégulières s'étaient mani-
festées après l'inoculation. Une autre raison
qui doit encore déterminer à porter plus d'attention dans l'examen de cette distinction des
vraies ou fausses pustules, c'est que des enfans
qui avaient eu la vraie vaccine, ont essuyé,
quelques années après, une varicelle assez
confluente, et qui avait été prise pour des
pustules de petite vérole. Mais quelques-uns
de ces enfans ayant été atteints de la fausse
pustule, et cette erreur étant venue à la connaissance des parens, ceux-ci ont soumis de
nouveau leurs enfans à ce remède, et les ont
préservés; la certitude en a été acquise par
leur fréquentation avec d'autres enfans attaqués de la petite vérole, sans qu'ils l'aient
prise.

Pour toutes ces raisons, et à cause des
connaissances que réclament la vaccine et
ses aberrations, il serait à souhaiter que cette
branche de la médecine ne fût confiée qu'à
des médecins observateurs, ou pratiquée par
des personnes capables de distinguer tous ces
phénomènes, et de savoir les apprécier à leur
juste valeur; que du moins chaque sujet vacciné fût soumis à leur jugement huit jours

après l'inoculation, pour qu'ils pussent reconnaître la véritable qualité de la vaccine ; parce que, mettant plus de soin et d'attention dans l'examen des pustules et des divers phénomènes qui les ont développées, ou de ceux qui les accompagnent quelquefois, ils sauraient mieux en distinguer la nature, et les caractériser de manière à être plus favorables à cette salutaire découverte ; je dis des médecins observateurs (*), parce qu'en effet personne plus qu'eux n'est intéressé à étudier la marche et les symptômes réguliers de la vaccine,

---

(*) J'appelle médecins *observateurs* ceux qui exercent cette noble profession avec désintéressement, non-seulement avec des titres obtenus par des études dans une université, une faculté, un jury médical, mais qui se rendent compte des phénomènes des diverses maladies qu'ils traitent, et qui enrichissent la science par leurs observations. Si cette branche de la médecine n'était pratiquée que par de tels médecins, lesquels seraient chargés de vacciner dans les communes, sans que les parens pussent s'y opposer, tous les enfans nés dans le courant de l'année, et seraient tenus ensuite de faire connaître au Préfet le relevé de leurs vaccinations, pour être confronté avec celui des naissances, on verrait, en peu d'années, la petite vérole disparaître pour toujours des pays où les Gouvernemens prendraient ces précautions de police hygiénique générale.

et ceux qui, lui étant étrangers, favorisent si
bien l'opinion des détracteurs de ce précieux remède. Si, au contraire, les vaccinations demeurent long-temps encore entre les
mains de tout le monde, je me permets, et
ne crains pas d'avancer que jamais on ne parviendra à éteindre complètement la peste variolique par l'inoculation de la vaccine, parce
que cette maladie est souvent traitée par des
ignorans dans les phénomènes qui la caractérisent, et qui lui sont propres. Aujour-
d'hui, plus que jamais, on voit dans le monde
beaucoup de personnes exercer la médecine,
sans avoir la plus légère connaissance de
ses premiers principes, et qui sont les plus
grands ennemis, les véritables détracteurs de
la vaccine.

Ainsi la vaccine, qui a fixé l'attention des
hommes de génie, n'est pas une affection indifférente; elle mérite d'autant plus d'égards, elle
appelle d'autant plus la considération, qu'elle a
encore la vertu de guérir plusieurs vices particuliers dont l'enfance n'est que trop souvent
affectée. En effet, dans quelques maladies indolentes, où l'énergie manque pour amener
une heureuse solution, l'emploi de la vaccine
convient parfaitement, afin d'en aider la cure;

mais c'est à tort qu'on a attribué à ce moyen
spécifique le développement de quelques humeurs vicieuses, ou leur introduction dans
l'économie animale ; au contraire, il peut les
signaler, les guérir, et jamais les produire.
J'avoue cependant que la vaccine, avec ses
nombreux avantages, n'est pas tout-à-fait sans
quelques légers inconvéniens : du reste, ils
sont si rares, au milieu des chances si variées
que la vaccine est forcée de parcourir dans
ses diverses périodes, qu'ils peuvent être
considérés en quelque sorte comme nuls, soit
qu'ils appartiennent à l'âge, au sexe, à la
constitution, aux abus dans le régime, ou à
des accidens ; soit par rapport aux vicissitudes
d'une atmosphère tantôt chaude et sèche,
tantôt froide et humide, etc. Mais, sous quelques rapports qu'on envisage la vaccine, elle
sera toujours plus appréciée à mesure qu'on la
connaîtra davantage, et elle doit être pratiquée jusqu'à extinction complète de la variole :
ce sont là les désirs du Gouvernement, et ce
sont aussi ceux de tous les bons citoyens.

La vaccine n'est pas un remède secret, ni
un de ces arcanes qu'on administre sous le
voile du mystère ; au contraire, c'est à la face
de l'Univers qu'elle se pratique ; cependant

c'est un moyen thérapeutique qu'il faut mé-
nager pour les saisons tempérées , et pratiquer
sur des sujets qui ne soient point au moment
de la dentition ou atteints d'affections nerveuses , de fièvres vermineuses , etc.; mais il
convient très-bien pour toutes les maladies
lentes et chroniques, surtout pour celles qui
proviennent d'un vice de la lymphe , et qui ont
leur siége dans les glandes; pour celles du système cutané , et qui attaquent les différentes
parties du corps, etc. Ainsi la vaccine n'a pas
seulement la vertu de préserver de la petite
vérole et de tous les accidens qui s'y rattachent , elle a aussi la qualité manifeste de
guérir les affections des systèmes lymphatiques et cutanés qui attaquent si fréquemment
les enfans par le fait de leur organisation.

L'Histoire moderne de la médecine nous
apprend qu'un grand nombre de praticiens
ont obtenu , par l'inoculation de la vaccine ,
la cure de beaucoup de maladies froides et
chroniques, ainsi que de celles déjà relatées ,
comme aussi de celles qui proviennent d'un
état cachectique et valétudinaire, etc.: ces affections indolentes, presque toujours fâcheuses
par elles-mêmes , trouvent leur guérison dans
l'inoculation de la vaccine. Quelques obser-

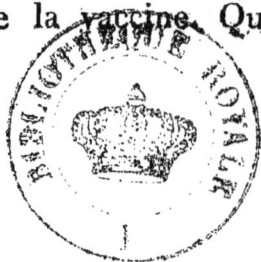

7

vations viendront à l'appui de cette assertion.
« On cite (*) l'exemple d'un enfant âgé de
quinze mois, qui avait la poitrine et les bras
couverts de larges ulcérations : on y jeta du
virus vaccin, sans y faire de piqûres. Le
onzième jour ces ulcérations étaient couver-
tes de plaques blanchâtres, épaisses, larges
comme une pièce de cinq francs, et en pleine
suppuration. L'enfant fut guéri quand tout ce
travail suppuratoire fut terminé. L'enfant de
M. Rack, médecin à Benfeld, âgé de six mois,
avait, depuis le quatrième mois de sa naissance, une croûte laiteuse, pour la guérison
de laquelle son père l'avait traité inutilement ;
ce fut seulement quand les boutons vaccins
furent en suppuration, que le suintement et
l'inflammation de la croûte laiteuse cessèrent,
et la guérison fut complète après le cours
total de la vaccine. M. Rack rapporte qu'un
enfant, âgé de six mois, avait sur l'omoplate
gauche une tumeur de la grosseur d'une
noix, mobile, roulante, et qui disparaissait
de temps à autre. Pendant la disparition
de cette tumeur, l'enfant était menacé de
suffocation, et quand elle reparaissait, cette

_____

(*) Ouvrage cité plus haut.

anxiété cessait. Ce praticien avait ténté en
vain, par les émolliens et les irritans, d'en
procurer la suppuration, lorsqu'il se dé-
termina à vacciner cet enfant : six piqûres
furent pratiquées sur la tumeur, et trois sur
chacun des bras : toutes se développèrent. Le
8.ᵉ jour la tumeur devint rouge, enflammée
et s'abcéda ; l'abcès ouvert le 13.ᵉ jour, donna
issue à une once de pus sanguinolent et
fétide ; la plaie se cicatrisa lors de la dessiccation des pustules des bras, et depuis cette
époque l'enfant jouit de la meilleure santé.

» M. le docteur Rigal, qui depuis très-long-
temps s'est appliqué à se servir de la vaccine
comme moyen thérapeutique, a procuré la
guérison d'un enfant atteint de glandes engor-
gées autour du cou, en pratiquant sur ces
glandes dix piqûres, qui ont été suivies d'autant de boutons vaccins, dont le travail a
fondu les engorgemens sur lesquels ils étaient
placés. M. Calmels, médecin à Massol, a
vacciné, par douze piqûres, placées sur la
partie malade, une fille de neuf ans, qui portait, depuis dix-huit mois, une tumeur blan-
che au genou, et qui ne marchait qu'avec
peine. Les douze piqûres produisirent douze
boutons, et, sans aucun autre secours, la

cure fut complète dans l'espace de deux mois. »

L'action de la vaccine n'a pas moins d'effet sur les maladies internes que sur les affections externes : M. le docteur Grandclaude a remarqué cette action très-prononcée de la vaccine chez deux enfans atteints du carreau. On put observer que la diminution de la dureté de l'abdomen avait lieu en proportion du développement et du nombre des boutons vaccins, car la guérison a été beaucoup plus sensible et plus prompte sur l'un d'eux, qui avait douze boutons vaccins, que chez le second, qui n'en a eu que deux. M. Duvigneau, chirurgien à Saint-Gauthier, rapporte que six enfans de huit à dix ans, qui habitent un pays très-humide, avaient des obstructions très-considérables à la rate. Il les a vaccinés par 30 à 40 piqûres disséminées en autant d'endroits différens du corps. La fièvre qui se développa a été vive, s'est prolongée de cinq à huit jours, et a produit une diminution très-marquée de l'engorgement de la rate.

Le même ouvrage fait encore mention d'autres engorgemens glandulaires qui, ayant résisté aux remèdes employés en pareilles circonstances, ont, selon le rapport du Comité

de Nancy, de M. Fauré, médecin à Nantes ;
de M. le Comte, médecin à Neufchâteau,
de MM. Charret et Ysabeau, etc. , cédé à
l'action de la vaccine. Je pourrais encore présenter sur ces faits pratiques un très-grand
nombre d'observations d'auteurs et de praticiens fort estimés, qui, par le moyen de ce
procédé thérapeutique, ont guéri des affections de toute espèce, telles que des rhuma-
tismes, des ulcères scrofuleux, des tumeurs
lymphatiques, des dartres, des ophtalmies,
des chloroses ou pâles couleurs, des affections nerveuses, et jusqu'au mal de Pott, qui
a été guéri par le docteur Rigal, au moyen de
vingt piqûres le long de la colonne vertébrale,
sur un jeune homme de quatorze ans, qui ne
pouvait plus se tenir debout. La même méthode a réussi à un praticien, dans un rhu-
matisme fixé dans l'articulation de l'épaule
droite, chez une fille de douze ans, rhuma-
tisme qui avait résisté à d'autres et nombreux
remèdes. Elle fut vaccinée par douze piqûres
disséminées sur la partie affectée : leur suppuration fut excitée pendant quinze jours, et
le résultat de cette expérience fut une parfaite guérison.

Qu'il me soit permis de profiter de cette

occasion pour citer quelques observations qui me sont particulières, et relatives à des maladies dont je dois la guérison à l'action pyrétique que procure la vaccine, telles, par exemple, que des croûtes laiteuses, des raches de lait, des dartres, des chapelets de glandes autour du cou et sous l'aisselle, des écoulemens chroniques par l'oreille ou par le nez, des maux d'yeux, des fluxions érysipélateuses anciennes. Une angine chronique a été guérie par la fièvre vaccinale chez un enfant de trois ans, ainsi qu'un anchilops dans une autre de sept, et qui avait résisté à beaucoup de remèdes. Plusieurs jeunes sujets, de l'un et de l'autre sexe, ont été guéris de la sorte, soit d'un état cachectique et malingre, soit de quelques tumeurs œdémateuses, ou de leucophlegmatie ; et entre autres cures, je ferai remarquer celle d'une jeune fille de cinq ans, qui portait, depuis l'allaitement, une tumeur phlegmoneuse au nez, avec écoulement puriforme par la narine gauche ; la lèvre supérieure était fort tuméfiée. Cette maladie, pour la guérison de laquelle les parens avaient fait depuis long-temps et inutilement un traitement régulier, a entièrement cessé un mois après la termi-

naison de la vaccine. Celle d'une petite fille
de sept ans, sujette, depuis plusieurs années,
à des orgeolets, qui s'étaient développés depuis un traitement pour la gale, a aussi
cessé par le même procédé. Une autre, âgée
de quinze mois, encore à la mamelle, a été
complètement guérie de plusieurs larges croûtes de lait qu'elle portait au front, aux
tempes et sur les sourcils, peu de temps
après la dessiccation complète de la vaccine. Un petit garçon de quatre mois, qui
portait presque depuis sa naissance un
œdème des paupières, a été parfaitement
guéri peu de temps après la vaccine. Je
rapporterai enfin une dernière observation
qui peut s'offrir quelquefois dans la pratique, et qui prouve la vérité des faits que
je viens de mentionner. Une dame de cette
ville, d'une constitution sanguino-lymphati-
que, me pria de vacciner son enfant, âgé alors
de deux ans, ce que je fis au printemps de
1814, par trois piqûres à chaque bras. La
maladie parcourut toutes ses périodes d'une
manière fort régulière. L'automne suivante,
quatre mois et demi après, il survint à cet
enfant une fluxion au nez, aux yeux, qui
tuméfia toutes ces parties, plus un écoule-

ment puriforme par l'oreille gauche. Je fus
appelé de nouveau : cette dame attribua la
maladie à la vaccine ; j'en convins , et pour
guérir l'enfant, lui dis-je , il faut le vacciner
de nouveau. Non , je ne le souffrirai pas , me
dit-elle. Durant tout l'hiver le jeune malade
prit des remèdes de tous les apothicaires ;
mais il ne fut complétement guéri qu'un mois
après une nouvelle vaccination, que je fis au
printemps suivant. Depuis lors cet enfant a
toujours joui d'une parfaite santé, quoique
d'une constitution lymphatique.

La cure de toutes ces affections est moins
l'effet des boutons vaccins et de leur développement successif, que celui de l'action pyrétique intérieure, de ce mouvement général ,
qui se manifeste, pendant le cours de la vaccine , d'une manière plus ou moins sensible ,
mais qui est de rigueur pour le succès de ce
moyen spécifique contre la variole. C'est cette
action pyrétique vaccinale , plus connue du
médecin que du vulgaire , qui, se continuant
jusqu'à l'époque où les fonctions troublées
par elle sont rétablies dans leur assiette naturelle , détermine la cure de plusieurs affections profondes et cutanées. Ce que j'avance
est si vrai , que M. le professeur Chaussier

s'explique ainsi dans le rapport déjà cité :
« Je pourrais rapporter ici un grand nombre
d'observations propres à faire sentir que l'action ou l'effet de plusieurs maladies se prolonge et subsiste encore long-temps après que
tous les symptômes essentiels et caractéristi-
ques ont entièrement disparu, et que, dans
cet état, qui échappe ordinairement à l'attention, mais que le médecin sait bien observer,
toute circonstance qui peut arrêter, troubler
ou pervertir ce mouvement intérieur et peu
sensible, détermine des affections consécutives plus ou moins graves : c'est ainsi qu'un
et même deux mois après une scarlatine, et
avec l'apparence de la meilleure santé, l'ex-
position au froid, à l'humidité, des fatigues,
une indigestion, déterminent tout-à-coup l'ana-
sarque, des douleurs rhumatismales ; c'est
ainsi qu'après la rougeole, la variole, et avec
tous les indices d'un rétablissement complet,
on voit aussi survenir tout-à-coup des ophtalmies opiniâtres, des engorgemens, des catar-
rhes pulmonaires, et diverses autres affections
plus ou moins graves ; c'est ainsi qu'après une
fièvre inflammatoire, le pouls conserve, pendant un certain temps, un caractère de fré-
quence et d'élévation très-remarquable ; et

qui ne sait qu'après la cessation d'une fièvre tierce, il y a, pendant deux ou trois semaines, une émotion fébrile qui correspond aux jours des accès ? Que de faits analogues nous pourrions ajouter ! Mais c'en est assez pour faire sentir que la vaccine ne doit point être considérée comme une affection purement et entièrement locale ; que sa propriété préservatrice ne consiste point uniquement dans le développement des boutons, mais bien essentiellement dans ce travail secondaire, ce mouvement intérieur, qui change la disposition, l'état primitif des solides, leur donne un nouveau mode d'action et de résistance à l'impression des miasmes varioliques. Nous ne pouvons trop insister sur ce point important; c'est la simultanéité, la succession régulière de ces deux actions morbides qui assurent la propriété spécifique de la vaccine. Eh ! pourrait-on raisonnablement penser que cinq ou six boutons bornés à la surface de la peau, suffiraient pour amener un changement permanent et durable dans la constitution, s'il ne s'établissait pas en même temps un mouvement intérieur et général qui modifie la texture des solides, ou leur donne, si l'on veut, une disposition nouvelle ? »

En effet, et je dois le faire remarquer à mon lecteur, il est d'observation constante que le sujet qui a été vacciné, conserve pendant quelque temps une susceptibilité plus grande à contracter des affections par la moindre cause déterminante, mais qu'il est facile d'éviter ; et cette disposition à aussi l'avantage de guérir, comme de préserver de quelques maladies, plus ou moins graves, qui auraient pu se développer plutôt ou plus tard, sans cette pyrexie vaccinale, qui en a détruit les principes, atténué ou modifié la cause, par ce surcroît de chaleur profonde et les excrétions qu'elle a déterminées. C'est pour cette raison que l'on conseille de tenir les individus vaccinés éloignés de toutes les causes qui pourraient leur devenir contraires et les indisposer, précisément par suite de cette émotion vaccinale qui existe encore chez eux quelque temps après la vaccination.

Je terminerai cette seconde partie par un précis analytique des effets de la vaccine dans l'économie animale, précis au moyen duquel on verra clairement que la vaccine est un remède salutaire qu'on oppose aux accidens d'une maladie toujours cruelle ; mais que ce remède est en même temps une affection qui n'a rien de contraire, rien de dangereux pour la santé, dans le trouble général, mais léger, qu'elle occasione dans les fonctions naturelles du corps humain ; qu'elle ne peut en déranger l'harmonie ni les organes ; qu'en rien la constitution du sujet n'en saurait être altérée ni lésée dans ses habitudes, par l'introduction d'un virus particulier, qui n'a rien de pernicieux dans sa nature, rien de dangereux dans son application, puisque d'ailleurs un siècle d'expérience est venu confirmer cette vérité, et que tout démontre sa vertu et sa bénignité. La vaccine, après l'insertion, et par un effet des principes qui la constituent, cherche le virus variolique, le combat toujours avec avantage, et annonce sa victoire par des phénomènes (*) qui sont le résultat de ce combat et de sa vertu contre son ennemi le plus fâcheux ; ensuite réagissant du centre à la circonférence du corps, elle se montre peu après par des boutons, dans les endroits

_____

(*) Le triomphe de la vaccine sur la variole s'annonce par une légère incommodité du sujet, du 4.e au 6.e jour, et par de petits points rouges dans les lieux piqués ; mais la variole ne marche de pair avec la vaccine que lorsqu'une cause a déterminé son développement avant la vaccination.

piqués seulement, en devenant la cause déterminante de cette irritation générale qui survient du quatrième au sixième jour. Mais,
pour agir et se comporter de la sorte, il faut
que le principe excitant du virus vaccin déposé sous l'épiderme, soit mis en contact
avec les organes sensibles du sujet vacciné,
pour y être humé par les absorbans lymphatiques, en grand nombre dans le système
cutané : passant ainsi dans la masse générale,
il y produit tous les phénomènes qui caractérisent la maladie qui nous occupe. Par ce
procédé du virus vaccin sur les vaisseaux
absorbans, et par ce combat entre les deux
virus, la vaccine n'opère pas autrement que
la contagion qui procure la gale, par exemple, la syphilis, etc.; et la vaccine ne doit son
triomphe et son succès sur la variole qu'à
sa douceur, à sa simplicité et à la vertu qui
la constitue.

Mais il est à remarquer que plus le virus
est récent, mieux il est en rapport avec les
absorbans, et plus on acquiert de certitude
et de succès de l'inoculation. Il devient donc
nécessaire de porter plus d'attention sur les
vaccinations qu'on ne l'a fait jusqu'à présent,
afin d'éviter les aberrations et les erreurs

qu'on observe quelquefois dans les pustules, puisque différentes causes peuvent empêcher le développement des véritables. Croit-on qu'après avoir déposé le virus vaccin sous l'épiderme, cela suffise pour le succès de la maladie? Non, sûrement; et si le plus souvent il réussit, il peut arriver parfois qu'il se développe des boutons non vaccins, des pustules éphémères qui n'ont aucune vertu contre la petite vérole. Je pense en avoir dit assez pour qu'on sache les distinguer ; mais cette connaissance devient de rigueur pour assurer le succès de la vaccine, comme pour calmer les esprits sur un moyen aussi simple que salutaire, et dont la suite ne développe jamais le plus léger inconvénient.

TROISIÈME ET DERNIÈRE PARTIE.

LE Gouvernement n'a d'autre but, en multipliant les vaccinations chaque année, autant que possible, et dans les saisons propices, que de détruire entièrement la peste de la petite vérole ; mais on n'y parviendra que quand on connaîtra parfaitement tout le mérite, toute la vertu de la vaccine. Il faut donc chercher, par tous les moyens, à propager cette salutaire découverte ; car c'est en multipliant ce précieux remède jusqu'à parfaite extinction de la variole, qu'on pourra se soustraire au fléau le plus cruel pour l'humanité. Pour y réussir le zèle et les talens du médecin ne suffisent pas ; il faut vaincre le préjugé et cette trop funeste indifférence qu'a le peuple pour ses plus chers intérêts. Le Gouvernement, ayant senti ce grave inconvénient, a formé des Comités de vaccine dans chaque département, pour correspondre avec le Comité central établi à Paris, composé de personnes fort estimées sous tous les rapports. Ce sont principalement les habitans de la campagne et les indigens qui fixent l'attention du Gouvernement, et excitent la sollicitude des magistrats, parce que cette classe, outre qu'elle est la plus nombreuse et la plus éloignée des secours de la médecine, est en même temps la moins propre à connaître tous les bienfaits de la vaccine, et tout le bien qu'elle opère et peut opérer par la suite. Mieux à portée des découvertes salutaires, plus instruit sur les différentes branches de l'histoire naturelle, mieux en rapport enfin avec les connaissances nécessaires et que m'a données l'expérience de trente années de pratique, j'ai cherché à faire connaître la vérité d'un moyen spécifique aussi précieux, à éclairer cette classe de citoyens, qui mérite notre attention et nos soins, et à lui persuader l'emploi d'un remède dont elle ignore l'excellence.

Chargé depuis près de vingt ans de propager les heureux effets de la vaccine, j'ai dû, comme tous les médecins observateurs, donner une attention toute particulière à distinguer le bien et le mal, le vrai et le faux d'un remède que l'on prône avec enthousiasme pour sa douceur et pour sa propriété préservatrice contre la plus cruelle des maladies ; et cependant, malgré un siècle d'expériences certaines sur ce spécifique, il est

encore quelques ames faibles et pusillanimes
qui cherchent à révoquer en doute sa vertu.
Mais, certes, s'il est, dans l'art de guérir,
des découvertes d'un effet insignifiant, il en
est de fort salutaires, et la vaccine est de ce
nombre ; car la médecine n'est plus une
science conjecturale, depuis qu'on l'a élevée
sur les bases solides de l'anatomie et de la
physiologie; et la vaccine étant une branche
importante de la médecine, elle mérite toute
sorte de considération, soit par rapport aux
phénomènes qu'elle développe dans le corps
humain, comme maladie; soit par rapport à
ceux qu'elle détermine, comme moyen thérapeutique contre la variole, et pour la cure
de plusieurs maladies particulières qu'elle
opère.

Il deviendrait donc superflu d'entrer dans
de grandes et savantes dissertations pour faire
connaître toute la bonté, toute la vertu de
la vaccine, qui a, non-seulement l'avantage
de combattre, de vaincre la variole, et d'en
préserver pour toujours, mais aussi de ne
jamais développer le moindre accident à la
suite du trouble léger qu'elle occasione dans
les fonctions animales du sujet vacciné ; car,
en vérité, je ne saurais trop exalter les mer-

veilles d'une pareille découverte. D'ailleurs, pour dire la vérité à mes semblables, pour leur faire sentir combien la vaccine est une précieuse découverte, est-il besoin des charmes du style? Non, sans doute : on veut connaître seulement les phénomènes d'une maladie qu'on oppose à la plus cruelle de toutes, d'un préservatif qu'on peut employer à volonté : il convenait de signaler ces phénomènes, et si j'y ai réussi, j'aurai rempli une partie de ma tâche.

Les effets salutaires de la vaccine sont connus depuis un siècle en Angleterre, et en France depuis vingt-cinq ans ; mais ils ne sont justement appréciés que de ceux qui connaissent les véritables symptômes de ce précieux spécifique ; et, comme toutes les classes de citoyens sont obligées d'en faire usage, afin de sauver leurs enfans de la peste variolique, j'ai cherché à mettre ces effets à la portée de tout le monde, pour qu'on puisse les bien juger, les estimer à leur juste valeur, et se prémunir d'ailleurs contre tous ces faux bruits, la plupart erronés, qui tendraient à faire méconnaître la vertu comme la vérité de ce remède.

Le Gouvernement ayant su apprécier tout

l'avantage de la vaccine , et tout le bien qu'elle
pouvait procurer à l'humanité, n'a cessé, par
tous les moyens possibles , d'en propager la
connaissance , et de répandre ses bienfaits
jusques dans la cabane du malheureux ; et si
nous devons de la reconnaissance à M. le Duc
de la Rochefoucault , à sa philantropie éclairée , pour avoir établi à Paris le premier
Comité central de vaccine ; nous devons aussi
toute notre gratitude à MM. les Préfets des
départemens , qui ont suivi son exemple. Que
tous reçoivent ici nos sincères remercîmens,
pour la sollicitude constante et éclairée qu'ils
ont montrée pour la propagation de la vaccine.

M. le Comte DU BOUCHAGE, Préfet de
la Drôme , ayant reconnu, par plusieurs années d'expérience , que le mode de propager
la vaccine dans le département qu'il administre avec tant de sagesse , était insuffisant, et
que quatre médecins vaccinateurs ne pouvaient remplir le but qu'il se proposait, a
pris en juillet 1819 (le Conseil général du
département ayant aussi voté cette mesure)
un arrêté par lequel il nomme quatorze médecins chargés chacun des vaccinations d'un
ou de deux cantons. Par ce moyen plus en
rapport avec les sujets vaccinés, ils pourront

mieux observer et apprécier tous les phénomènes qui se manifesteront pendant les
diverses périodes de la maladie, de même
que ses effets consécutifs , et ils pourront aussi
mieux en reconnaître la bonne ou mauvaise
qualité , étant tenus d'ailleurs de visiter chaque vacciné au moins deux fois pendant le cours
de la maladie , et les vaccinations devant avoir
lieu de préférence dans les saisons tempérées.

Cette manière d'opérer les vaccinations,
avec ses nombreux avantages , n'est pas tout-
à-fait sans quelques légers inconvéniens , surtout en vaccinant autrement que de bras à
bras : il faut les indiquer.

Me trouvant chargé des cantons de Valence
et de Loriol, et bien convaincu que le seul
moyen de propager la vaccine avec succès et
sans inconvéniens, est, sans contredit, l'inoculation de bras à bras , j'ai pris le parti de
conduire avec moi, dans chaque maison-com-
mune, un sujet porteur d'un plus ou moins
grand nombre de boutons vaccins arrivés à
leur seconde période ; et chacun de ces boutons me fournissant pour cinq ou six nouveaux
sujets, je suis toujours certain, par ce procédé, que la vaccine sera de bonne qualité ;
ce dont je m'assure huit jours après, par un

nouvel examen. Mais, pour me mettre en rapport, autant que possible, avec tous les phénomènes de cette maladie, et connaître toutes
ses aberrations, je pratique chez moi les vaccinations pour toutes les classes de citoyens,
depuis dix heures jusqu'à midi de chaque
jeudi des mois d'avril, mai et juin, pour le
printemps ; et des mois de septembre, octobre
et novembre, pour l'automne ; ces deux saisons étant les plus tempérées et les plus propres au succès de la vaccine.

S'il paraît assez indifférent d'insérer ou
inoculer le virus vaccin sur quelque partie du
corps que ce soit, il n'en est pas de même
de la manière d'y procéder, par rapport aux
phénomènes qui doivent en résulter, ainsi que
je l'ai déjà fait pressentir plus haut ; car le
médecin homme de bien, et jaloux de l'estime publique, doit se conduire ici, comme
toujours, avec toute la religion qui convient
à la noblesse de sa profession, et n'avoir
d'autre désir que le bien de l'humanité,
d'autre intérêt que la vérité et l'honneur de
la science : s'il avait d'autres sentimens, il
serait peu digne de sa qualité. Le sujet doit
être sain.

Ce que je dis ici, en passant, pour le

médecin spéculateur, s'applique également à
tous les états qui doivent être environnés de
la confiance publique, puisqu'il n'y a qu'un
chemin seul qui conduise à la vérité et à la
vertu. Le charlatanisme n'est donc que l'apa-
nage de l'ignorance et de l'imposture. Ainsi
toutes les branches qui composent la science
médicale, sont honorables par elles-mêmes
(*), et la médecine, la plus auguste de toutes
les sciences, la plus vertueuse dans tout ce qui
la constitue, doit être exercée avec le plus
grand et le plus noble désintéressement: au
surplus, le médecin n'acquiert l'estime et la
considération qui lui sont nécessaires, que
par les cures qu'il doit à ses talens (**),
ainsi qu'aux soins zélés qu'il donne à ses malades, cures qu'il opère bien moins par la

(*) Quelques personnes m'ont retiré leur confiance,
parce qu'elles ont appris que je m'étais chargé de la
vaccination des pauvres ; comme si quelque partie de
la médecine était moins noble que d'autres, quelle que
soit la maladie que l'on traite, quel que soit le sujet que
l'on visite !

(**) Je ne connais pas de ville où les habitans soient
plus légers, plus inconstans que dans celle-ci pour la
confiance qu'on doit à un médecin : on l'accorde très-
facilement aux charlatans passagers : la santé n'est cependant pas une chose indifférente.

quantité de médicamens qu'il administre, que
par leur qualité et la juste application qu'il
en fait; car il ne faut pas seulement que le
médecin sache appliquer un moyen qu'il croit
spécifique contre telle ou telle maladie; il faut
encore qu'il connaisse le temps de l'application, et qu'il en prévoie les résultats. L'inoculation de la vaccine opérée et le bouton
développé ne présentent que le premier phé-
nomène de cette affection ; mais ce n'est pas
là l'essentiel; et comme cette opération est
pratiquée par un grand nombre de personnes
qui n'en connaissent pas toutes les conséquen-
ces, je vais parler du procédé que j'emploie
pour insérer le virus vaccin, et qui réussit
presque constamment.

Je plonge obliquement et à plat, en l'enfon-
çant d'une ligne ou deux, la pointe d'une
lancette bien acérée dans le bourrelet argentin d'un bouton vaccin arrivé à sa deuxième
période (de 6 à 8 jours d'insertion) ; je la
retire chargée d'une gouttelette limpide de ce
virus, et je l'introduis, obliquement aussi,
sous l'épiderme d'un sujet non-vacciné, de
manière à y déposer la gouttelette, et sans
répandre de sang, qui pourrait entraîner le
virus déposé: puis je titille avec la pointe de

ma lancette les vaisseaux absorbans qui hu-
ment ou sucent la gouttelette, et en retirant
mon instrument je n'appuie nullement mon
pouce sur la plaie, quoique quelques médecins
le conseillent. Je répète une ou deux fois cette
opération sur le même bras, et autant de fois
sur le bras opposé, en plaçant les piqûres à
un pouce de distance. Il en résulte toujours un
bouton de chaque piqûre ; mais ne s'en déve-
lopperait-il qu'un, il suffit pour que le sujet
soit préservé, pourvu toutefois qu'il soit reconnu de bonne qualité. Cependant plusieurs
circonstances peuvent empêcher le développement de ces boutons : la première est la
qualité du virus qu'on emploie, et la manière
dont on s'en sert ; mais, outre les causes que
j'ai fait connaître plus haut, et qui peuvent
arrêter la marche de la vaccine, il en est
encore d'autres, telles, par exemple, que le
frottement de la partie vaccinée, son expo-
sition aux rayons du soleil, au feu ardent,
etc. J'y reviendrai plus loin.

Si je suis forcé de vacciner par croûte,
par fil imprégné, par du virus déposé entre
des carrés de verre ou dans des tubes capillaires, moyens qui sont à peu près les
seuls pour conserver le vaccin, je procède

ainsi qu'il suit. Par croûte , je la pulvérise ,
sans l'échauffer , et la poudre la plus pesante , déposée sur un cristal uni , sur un
morceau de miroir , de verre , etc. , est
mêlée avec une goutte d'eau tiède , ou
un peu de salive , par la pointe d'une
lancette , ce qui forme un pus d'un blanc
jaunâtre , avec lequel j'opère par insertion ,
comme de bras à bras. Par virus déposé
sur des verres , j'humecte le virus , je le
mêle avec la pointe de ma lancette , et m'en
sers comme de bras à bras. Si j'emploie des
tubes, je fais glisser le vaccin sur un cristal,
en ouvrant les deux extrémités du tube ,
et j'opère de la même manière. Si c'est du fil
imprégné, des portions en sont déposées chacune dans de légères incisions faites à l'épiderme avec la pointe d'une lancette, et ces
portions sont maintenues en place par autant
de morceaux de taffetas gommé. Il est encore de la sagacité du praticien de procéder
de toute autre manière , pour opérer l'inoculation de la vaccine ; mais il est facile de
remarquer que, de tous ces moyens d'insérer
le suc vaccin , celui par lequel on est le
plus certain de réussir et d'obtenir de bons
boutons , de véritables pustules de vaccine ,

est, sans contredit, de bras à bras; et plus
le virus est récent, mieux il agit dans l'économie animale, pour préserver de la variole
l'individu vacciné.

Quelques personnes donnent la préférence
aux tubes capillaires pour conserver le virus
vaccin, moyen qui consiste à introduire ce
fluide par l'une des extrémités du tube,
pendant que l'autre suce ce fluide d'un bouton vaccin arrivé à la fin de la seconde période, auquel une légère incision a été faite
avec la pointe d'une lancette, etc. Ce tube
plein de fluide vaccin, et scellé, est mis
dans un lieu à l'abri de l'air et de la lumière, dans un vase, sous une éponge légèrement humide : d'autres placent ce tube
dans le canon d'une plume à écrire, garnie
de coton cardé ; mais j'ai reconnu que cette
dernière précaution ne convient que quand
les tubes doivent être transportés.

La manière de conserver le suc vaccin à
laquelle je donne la préférence, est celle qui
a lieu par croûte ; mais il faut que la croûte
n'ait été ni piquée ni déchirée, qu'elle soit
conservée dans une éponge humide, éloignée
de l'air, de la lumière et d'odeurs trop
actives, etc.

La vaccine , ordinairement , ne réclame aucun traitement, mais seulement quelques privations, un peu de régime , et nullement l'administration d'aucun moyen thérapeutique : les enfans à la mamelle , comme la plupart des autres vaccinés , n'en réclament jamais , ou presque jamais ; et si quelquefois on s'est trouvé forcé d'en faire usage, ils sont toujours relatifs aux symptômes qui accompagnent parfois la maladie , quoique toujours ceux-ci soient peu intenses , car ils n'obligent jamais le malade à tenir le lit.

Cependant , ainsi que le fait remarquer M. le professeur Chaussier , dans une note du Rapport cité, « la vaccine , dit-il , est quelquefois accompagnée d'une fièvre très-vive, avec différens symptômes d'irritation locale ou générale ; cela s'observe principalement chez ceux qui ont contracté la maladie en trayant des vaches attaquées du *cow-pox*, chez les enfans nouveaux-nés, chez ceux qui sont d'une constitution nerveuse, ou à l'époque de la dentition , ou bien lorsque les piqûres vaccinales sont très-nombreuses. Mais, quels que soient ces symptômes , on y remédie facilement et promptement par le bain tiède , le bouillon de poulet , et

surtout par l'ouverture et la déplétion des
boutons vaccins. Lorsque, par des dispositions contraires, la marche de la vaccine est faible, languissante, on la soutient,
on l'excite par quelques boissons agréables,
propres à faciliter la transpiration, par l'u-
sage bien dirigé des moyens hygiéniques :
il importe, dans ce cas surtout, de ne point
ouvrir ou percer les pustules de la vaccine. »

En effet, dans quelques circonstances, le
sujet vacciné se trouve plus ou moins fa-
tigué par les symptômes de la maladie, qui
cependant ne développent jamais d'accidens
fâcheux provenant de la vaccine ; et lorsque
ces symptômes ont lieu, ils s'observent plus
particulièrement dans une constitution facilement irritable et nerveuse, comme dans
les sujets faibles et délicats, trop jeunes
ou trop âgés, ou encore affectés de quelques
virus particuliers, tels que le scrofuleux,
le cancéreux, ou quelque autre que ce soit,
comme le vénérien, lesquels sont plus susceptibles de compliquer la maladie qui fait
la matière de nos observations. Mais, comme
il est facile de le remarquer, ces symptômes sont étrangers à la vaccine, quoiqu'il

soit nécessaire toutefois de les signaler, afin de les combattre dans l'occasion et à propos, par des moyens thérapeutiques qui leur conviennent. Ainsi la plupart des indispositions qui se développent pendant les vaccinations, ou celles qui surviennent après cette maladie, sont en général peu de chose, ou elles sont le produit d'humeurs particulières. La vaccine réclame tout au plus quelques précautions ; ou plutôt elle n'exige rien, bien loin de nécessiter un traitement proprement dit. Je vais indiquer quelques-unes de ces précautions ; mais c'est surtout parce qu'elles ont l'avantage d'aider au succès de la vaccine.

Je conseille aux sujets vaccinés d'éviter une température trop rigoureuse, l'extrême froid, comme le froid humide, l'humidité, la grande chaleur, et aussi l'ardeur du soleil, de même que l'exercice forcé, ou trop de nourriture, etc. L'expérience a démontré que tous les extrêmes sont ennemis de cette salutaire découverte ; elle mérite quelques égards, et il faut éviter surtout les inconvéniens qu'on ne manquerait pas d'attribuer ensuite à la vaccine, comme cela est déjà arrivé. Pendant le cours de la vaccine, on doit res-

pirer un air pur , et se livrer à un exercice
modéré ; les promenades , les jeux de l'enfance et tous les amusemens qui conviennent à cet âge, ne doivent pas être interdits;
au contraire , c'est un moyen d'excitement
qui ne peut être que salutaire à la vaccine ; seulement il faut éviter les excès.
La trop grande ardeur du soleil, une nourriture trop succulente et trop abondante ,
ou de mauvaise qualité , un sommeil trop
prolongé, l'habitation d'un lieu froid, humide
ou marécageux, sont contraires à la marche
régulière de la vaccine : on en dira autant
des habillemens trop légers ou trop chauds :
il faut surtout avoir la tête légèrement couverte , et éviter une trop forte lumière :
le vin et les liqueurs spiritueuses doivent
être supprimés aux enfans trop nourris ;
mais le vin ne doit pas l'être aux tempé-
ramens faibles et délicats.

Ainsi, comme je viens de le faire remarquer, les personnes qui ont été vaccinées,
et surtout les enfans, qui se trouvent constitués d'organes plus tendres , plus susceptibles , doivent éviter toutes ces circonstances
avec plus de circonspection ; d'une part , à
cause de l'action intérieure et générale que

procure la vaccine ; de l'autre , par rapport
à l'émotion vaccinale qui se prolonge plus ou
moins de temps après la dessiccation des
pustules ; car je rappellerai à mon lecteur
ce que j'ai déjà dit plus haut , que cette
légère fièvre, qui se développe ordinairement
du quatrième au sixième jour après l'inoculation , et qui se répète du neuvième au
dixième, ou qui est demeurée permanente ,
imprime à toute l'habitude du corps une
susceptibilité plus grande , d'où provient
quelquefois ce dérangement général qui
paraît aux yeux de quelques personnes
un accident grave , pour peu qu'il devienne
intense, et ce qui n'est cependant qu'un surcroît d'action de la véritable fièvre de la vaccine. Cet effet de la vaccine, qui peut être
plus ou moins violent , n'a rien d'alarmant ;
il ne dure ordinairement qu'un jour, et rarement deux. Alors il faut garder la diète,
prendre dans la journée quelques verrées
d'une tisane de veau, de poulet, ou telle
autre boisson , et ce moyen est plus que
suffisant pour éteindre cet excès de chaleur
dans les symptômes les plus aigus de la maladie. Mais il est à remarquer que presque
toujours la vaccine parcourt ses périodes sans

dérangement bien notable , et que sa fièvre
se fait à peine sentir dans le plus grand nombre des sujets vaccinés ; que le plus souvent
on n'y fait même pas attention , parce que
tout ce qui résulte de cette affection est ordinairement et généralement fort bénin.

Ce que j'ai avancé plus haut sur les
aberrations du virus vaccin , susceptible
d'être altéré par l'action du calorique , ou
par d'autres causes qui peuvent dénaturer
sa propriété préservatrice , peut être démontré par quelques observations qui me
sont particulières , et dont je vais décrire
les plus essentielles. Le printemps dernier je
fus invité par une dame à aller vacciner son
fils à sa campagne, à deux lieues de cette
ville ; pour cet effet , je garnis deux carrés
de verre de virus vaccin du jour, et de plus
j'en imbibai un fil de coton , que je plaçai
aussi entre les deux verres , bien scellés avec
du pain d'hostie, le tout enveloppé dans
du papier gris sans colle. Je pris ce paquet
après l'avoir ainsi préparé , et le mis dans
ma poche avec mon étui d'instrumens. J'étais
à cheval ; j'arrivai bientôt auprès de l'enfant,
que je trouvai très-disposé, et que je vaccinai
demi-heure après , de la manière suivante.

D'abord je séparai mes carrés de verre, et
avec la pointe d'une lancette je délayai le
vaccin, après y avoir joint une petite goutte
d'eau tiède; j'en formai du pus, que j'introduisis sous l'épiderme dans plusieurs endroits du bras; je fis également quatre
piqûres au bras du coté opposé; j'eus même
la précaution d'appliquer chaque carré de
verre contre les plaies, pour y déposer le
peu de vaccin qui pouvait y être resté. L'enfant du granger fut aussi vacciné dans ce
moment, mais avec le fil imbibé, que j'avais
également placé entre les carrés de verre,
et de la manière suivante : avec la pointe de
ma lancette je soulevai l'épiderme, et après
avoir coupé avec des ciseaux une portion
de ce fil, je l'y introduisis; cela fut répété
trois fois pour chaque bras, et chaque portion fut maintenue en place par un petit
morceau de taffetas gommé. D'après toutes
ces précautions, j'avais lieu d'espérer un
succès complet de mon opération; le contraire arriva, et rien ne s'offrit à nos regards
dans ces deux enfans, qui d'ailleurs ne furent point incommodés. Quinze jours après
ils furent vaccinés chez moi avec le plus
grand succès, quoique par le même procédé.

9

Sur la fin de juin dernier, il faisait déjà
une excessive chaleur. Trois enfans de la
campagne me furent apportés sur les bras
de leurs nourrices, pour être vaccinés. L'opération fut faite à tous les trois de bras à
bras, par plusieurs piqûres à chacun. Deux
de ces femmes s'en retournèrent chez elles
le même jour avec leurs enfans, et la troisième demeura quelques jours à la ville chez
des parens. L'enfant de celle-ci eut trois
boutons vaccins à chaque bras; mais quel fut
mon étonnement quand, huit jours après,
les deux premières femmes me rapportèrent
leurs enfans, dont un seul portait trois boutons vaccins au bras gauche seulement, quoique le droit eût été piqué trois fois comme
l'autre? je remarquai cette aberration avec
attention; et comme j'avais déjà observé d'autres fois que la vaccine manquait chez des
enfans de la campagne, et presque jamais
chez ceux de la ville, je cherchai à connaître cette nouvelle aberration de la maladie, ou plutôt ce manque de succès, ainsi
que la cause de la précédente observation,
et j'y apportai d'autant plus d'attention,
que toutes ces circonstances ne pouvaient
qu'être très-nuisibles aux progrès de la
vaccine.

En effet, d'après toutes les précautions
que j'avais prises dans la vaccination du fils
de Mme ***, et dans celle du fils de son
granger, dont je viens de rapporter l'observation, je devais obtenir dans l'un et dans
l'autre de ces deux enfans au moins un bouton, bon ou mauvais. Qui pouvait donc avoir
arrêté la marche de mon opération, ou
altéré le suc vaccin, qui avait été pris le
matin d'une pustule de belle et bonne qualité ? je ne pouvais en connaître la cause;
je la cherchais avec le plus grand soin, lorsqu'une nouvelle remarque vint confirmer ma
théorie et lever mon doute. Je vis que le
papier qui enveloppait les deux verres qui
renfermaient le virus vaccin, avait été déchiré par le frottement de mon étui d'instrumens, à côté duquel il se trouvait, et que
le frottement de ces verres contre mon étui,
formé d'un coquillage, avait pu déterminer
un certain degré de chaleur sur le vaccin;
d'où je conclus que cette cause pouvait bien
en avoir altéré la qualité; et j'en fus d'autant
plus persuadé en y réfléchissant davantage,
que le fils du granger n'avait point cessé
ses amusemens, et avait toujours été en
plein air, pendant que l'autre enfant était

demeuré constamment dans la maison et à
l'ombre. Au surplus une autre expérience à
peu près semblable, que je fis tout exprès,
vint aussi à l'appui de cette opinion. Je fus
d'autant plus convaincu encore de cette altération du virus vaccin par l'action du calorique, que les enfans des deux femmes dont
j'ai parlé plus haut, ayant été exposés aux
rayons brûlans du soleil dans leur retour au
village, n'ont point contracté la vaccine, les
rayons de cet astre ayant absorbé en partie
le virus vaccin introduit sous l'épiderme des
bras de ces deux enfans. Ce que j'avance est
au moins probable, si ce n'est la vérité, puisque le bras qui avait été à l'ombre du soleil,
a conservé son vaccin ; et une nouvelle preuve
de cette assertion c'est que l'autre enfant a
éprouvé à l'avant-bras droit une espèce d'é-
rysipèle, déterminé par l'action des rayons
solaires, le jour qu'ils furent vaccinés l'un
et l'autre : celui-ci l'a été plus tard.

D'après toutes ces considérations, j'estime
que le virus vaccin est susceptible d'être
altéré par un très-grand nombre de causes,
qui peuvent empêcher son développement
après l'insertion, soit que cette altération
s'opère dans les principes mêmes qui cons-

tituent sa vertu, soit qu'elle ait pour cause
les substances qui avoisinaient le virus, ou
fluide, ou en croûte, ou sous toute autre
forme, ainsi que je viens de le faire remarquer dans les deux observations précédentes,
sur lesquelles je me permettrai cette dernière réflexion : le virus vaccin ayant été mis
entre deux carrés de verre dès le matin,
enveloppés de papier seulement, et placés
à côté d'un corps dur, ce virus a été échauffé
par les frottemens successifs et répétés des
deux corps l'un contre l'autre, et la chaleur
qui s'en est dégagée a altéré sa propriété,
de manière que son insertion sous l'épiderme
a été de nul effet dans l'inoculation des deux
enfans. Je tirerai la même conséquence de la
seconde observation, et je dirai : si le calorique qui s'est dégagé des deux corps par
leur frottement, a dénaturé le virus vaccin
dans la première observation, de même son
altération peut avoir eu lieu, dans la seconde,
par les rayons solaires qui ont exercé leur
action sur les bras des deux enfans portés
par leurs mères de la ville à la campagne,
pendant la plus forte chaleur ; et ce que je
dis ici est d'autant plus probable, que l'enfant de la troisième femme, qui est resté à

la ville, a eu la plus belle vaccine, quoique
vacciné avec le même virus dont je m'étais
servi pour les deux premiers.

Si j'ai quelquefois éprouvé certaines ano‑
malies et quelques aberrations en vaccinant
de bras à bras ou par croûte, j'ai eu lieu de
remarquer que le vaccin qui se transmet par
verre, par fil, est le plus susceptible de dé‑
terminer ces aberrations, et que la méthode
de vacciner de bras à bras est la plus sûre
de toutes. Il faut donc, autant que possible,
préférer cette manière. Cependant, comme on
est forcé quelquefois de vacciner par croûte,
il faut toujours prendre les plus récentes et
les mieux conservées ; car il arrive qu'elles
ne réussissent pas toujours ; j'en ai souvent
adressé de très-fraîches, par la poste, à mes
confrères, lesquelles n'ont rien produit ; et
si quelquefois elles ont produit de véritables
boutons par leur poudre conservée dans un
flacon, d'autres fois elles n'ont rien déve‑
loppé, ou seulement quelques pustules de
fausse vaccine. La manière de vacciner peut
contribuer encore à faire manquer la vac‑
cine, ou à faire naître ces anomalies ou des
aberrations ; car moins on découvre les pa‑
pilles cutanées dans l'inoculation, plus le

succès en est assuré et la maladie régulière
dans ses périodes.

Toutes ces observations, comme la plupart
des remarques pratiques que je me permets
d'exposer à mon lecteur, et qui d'abord lui
paraîtront assez insignifiantes , deviennent
cependant fort essentielles pour la matière
que je traite ; car la vaccine doit obtenir
chaque jour plus de confiance, à mesure qu'on
la connaîtra davantage , et qu'on sera mieux
convaincu qu'elle préserve réellement de la
plus cruelle de toutes les maladies , ainsi
que de quelques affections particulières. Je
conclurai de tous ces raisonnemens que tous
les sujets vaccinés , même de bras à bras,
et surtout les enfans , qui sont constitués
d'organes plus délicats , ne doivent point
être exposés à l'ardeur du soleil , ni à toute
autre action vive qui puisse déranger la marche naturelle de la vaccine ; puisque d'ailleurs
l'expérience a démontré que les enfans qui
sont couchés chaudement immédiatement
après avoir été vaccinés , manquent rarement
d'être préservés , et que la vaccine chez eux
se montre toujours belle et de bonne qualité
dès le quatrième ou cinquième jour. Il est
encore à remarquer que si la vaccine perd

quelquefois sa vertu préservatrice pendant le cours de ses périodes , par quelques causes accidentelles , il arrive aussi qu'elle ne se développe par aucun symptôme ; mais , dans ce cas , c'est moins la faute de l'opérateur , que celle de quelque cause étrangère à l'affection , ou celle du virus qui a été altéré dans sa qualité , soit pour avoir été conservé en croûte ou autrement , dans un lieu trop chaud , trop froid ou humide , sur une cheminée , près d'un feu trop ardent , ou trop exposé à l'air , à la lumière , ou à côté de quelque odeur trop forte , etc. ; soit encore pour avoir subi son altération par le frottement dans l'envoi qu'on en a fait , ou par toute autre cause qui l'aurait desséché , brûlé et privé de sa partie préservatrice. Le virus peut encore perdre sa propriété dans la manière de le préparer pour s'en servir autrement que de bras à bras, moyen qui est, sans contredit , le plus sûr et le plus propre à communiquer la bonne vaccine, comme aussi à se préserver des inconvéniens de la fausse, et de la plupart des anomalies ou des aberrations qui accompagnent quelquefois les inoculations ; ce qu'il n'est pas toujours au pouvoir du médecin vaccinateur d'éviter ,

mais qu'il est indispensable de signaler,
pour le succès de cette précieuse et salutaire
découverte.

FIN.

On lit la note suivante dans la *Revue
médicale*, *cahier de février* 1822 :

Note historique sur la Vaccine.

« C'est en France, et en 1781, que la première idée d'inoculer l'éruption de la vache
sur l'homme, pour le préserver de la variole,
a été émise par Rabaut-Pommier, ministre
protestant de Montpellier, devant un médecin
anglais, qui devait en faire part au docteur
Ed. Jenner. Ces détails ont été certifiés sincères par M. le comte Chaptal, qui, étant
professeur de chimie à l'école de Montpellier, a lu les lettres de M. Irland de Bristol,
dans lesquelles cet Anglais rappelait à M.
Rabaut ses conversations sur l'inoculation de
la *picote* de la vache, en 1781 ; il lui parlait
aussi de la promesse faite par le docteur
Pew, son compagnon de voyage, de communiquer cette idée à son ami le docteur

Jenner, qui publia son procédé dans l'année
1798. Il est juste de revendiquer pour la
France une partie de la gloire de cette dé‑
couverte.

» Mais cette pratique salutaire est encore
plus ancienne : elle était connue de temps
immémorial dans l'Inde et dans la Perse.
Un savant a trouvé, dans le *Sancteya-
Grantham*, manuscrit très‑ancien, une
description exacte de l'inoculation vaccinale.
En voici le texte :

» Prenez le fluide du bouton du pis de
» la vache sur la pointe d'une lancette, et
» piquez-en le bras entre l'épaule et le coude,
» jusqu'à ce que le sang paraisse. Le fluide
» se mêlant avec le sang, il en résultera la
» fièvre de la petite vérole.

» L'éruption produite par ce fluide sera
» plus bénigne que la maladie naturelle; elle
» n'exigera aucun traitement médical. Le ma-
» lade suivra la diète qui lui conviendra; il
» pourra être inoculé une seule fois, ou bien
» plusieurs fois. Le bouton, pour être par-
» fait, doit être d'une bonne couleur, rempli
» d'un liquide clair, et entouré d'un cercle
» rouge. On ne doit pas craindre alors d'être
» attaqué de la petite vérole pendant le reste
» de la vie. »

« Cette note , qu'on doit à M. le docteur
Husson , a été rappelée dans les bulletins
de la Société médicale d'émulation, et méri-
tait de trouver ici une place. »

———

Le Nouveau journal de médecine, cahier
de septembre 1821, contient des observations
de M. le docteur Blane, d'après lesquelles
il est à remarquer que, dans la seule ville de
Londres, l'inoculation de la vaccine, quoique cette utile pratique, ajoute ce médecin,
soit encore dans un état imparfait, a conservé, dans l'espace de quinze ans , 23,134
individus.

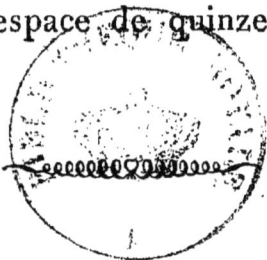

FAUTES à corriger.

Page 43 , à la fin de la note, lisez : mais que, si
celles-ci s'affaissent quelquefois, la fièvre devient plus
intense.

Page 76 , ligne 2 , lisez rénitentes, au lieu de rémittentes.

www.ingramcontent.com/pod-product-compliance
Lightning Source LLC
Chambersburg PA
CBHW062004200326
41519CB00017B/4661